Pocket Standard for Dysphagia Nursing

摂食嚥下障害看護

ポケット・スタンダード

[編集] 日本摂食嚥下障害看護研究会

Pocket Standard ポケット・スタンダード シリーズ

照林社

はじめに

　日本摂食嚥下障害看護研究会では、臨床で活躍する摂食嚥下障害看護認定看護師が専門的知識をわかりやすく解説する書籍『摂食嚥下障害看護スタンダード』を刊行しました。本書は、その中の「摂食嚥下ケア」にフォーカスしたコンパクトサイズの書籍です。

　人間にとって「口から食べる」ことは、栄養摂取だけではなく楽しみでもあります。さらに、摂食嚥下障害になると家での食事や外食、職場での食事も難しくなります。「食事」は社会活動の一部でもあり生きることすべてにつながります。そのため、生まれてから最期を迎えるまで可能な限り「経口摂取への希望」に寄り添うために、看護師の専門的支援が必要となります。そこで、観察・アセスメントに始まり、間接訓練・直接訓練の実際をリスク管理の面も含めて解説したのが本書です。

　さまざまな実践の場に持ち運んで、必要なときに手に取り活用していただきたいと思います。

2025年4月

日本摂食嚥下障害看護研究会

会長　青山　寿昭

CONTENTS

Part 1 摂食嚥下リハビリテーションと摂食嚥下障害看護

- 摂食嚥下障害のとらえ方 ……………………………… 髙倉千ほみ　2
- 摂食嚥下リハビリテーションの考え方 ………………… 都築智美　5

Part 2 摂食嚥下障害の理解のための基本

- 摂食嚥下にかかわる解剖 ………………………………… 松岡聖剛　8
- 摂食嚥下モデル …………………………………………… 松尾晴代　14
- 摂食嚥下の3・4期モデル ……………………………… 松尾晴代　15
- 摂食嚥下の5期モデル …………………………………… 松尾晴代　16
- 摂食嚥下のプロセスモデル ……………………………… 松尾晴代　21

Part 3 摂食嚥下障害のアセスメント・検査・診断

[アセスメントの方法]
- 質問紙を用いた問診 ……………………………………… 山川美樹　24
- 各種スクリーニング検査 ………………………………… 山川美樹　27

[検査]
- 嚥下造影検査（VF） ……………………………………… 土橋智晴　33
- 嚥下内視鏡検査（VE） …………………………………… 土橋智晴　40
- 摂食嚥下障害の重症度分類（DSS） …………………… 大下　恵　44

Part 4 摂食嚥下障害への介入方法

[口腔ケア]

口腔アセスメントの方法 ……………………………… 天満美樹 50
口腔ケアの具体的な進め方 …………………………… 天満美樹 58

[間接訓練]

間接訓練の概要 ………………………………………… 松田朋子 63
準備期・口腔期の間接訓練 …………………………… 松田朋子 67
咽頭期の間接訓練 ……………………………………… 松田朋子 73

[直接訓練]

安全に直接訓練を行うための準備 …………………… 久保 桂 77
直接訓練を行うための姿勢 …………………………… 久保 桂 81
直接訓練での食品の選択と介助方法 ………………… 久保 桂 86
飲み込みを中心とした直接訓練 ……………………… 久保 桂 88
嚥下機能に応じた食品の物性 ………………………… 大城清貴 93
各嚥下障害に適した食形態 …………………………… 大城清貴 97

Part 5 摂食嚥下障害のリスク管理

誤嚥性肺炎の概要 ……………………………………… 小利池澄子 102
誤嚥性肺炎の予防と姿勢調整 ………………………… 小利池澄子 105
窒息 ……………………………………………………… 檀上明美 109

Part 6 疾患・状態別 摂食嚥下障害看護

[脳血管障害①球麻痺]

球麻痺の嚥下障害：延髄外側症候群 ………………… 前田純子 114
球麻痺の嚥下障害への対応 …………………………… 前田純子 118

[脳血管障害②偽性球麻痺]

- 偽性球麻痺の嚥下障害 ･････････････････････････････････ 加藤節子　119
- 偽性球麻痺の食事摂取 ･････････････････････････････････ 加藤節子　121
- 偽性球麻痺の間接訓練と直接訓練 ･････････････････････････ 加藤節子　124
- 偽性球麻痺の患者の食事摂取方法：食事姿勢と食事形態 ･･････ 加藤節子　125
- 偽性球麻痺の患者の食形態の調整 ･････････････････････････ 加藤節子　130
- 偽性球麻痺の嚥下失行 ･････････････････････････････････ 加藤節子　132

[パーキンソン病]

- パーキンソン病の摂食嚥下障害の特徴 ･････････････････････ 大和田恵美　134
- パーキンソン病の摂食嚥下障害への対応 ･･･････････････････ 大和田恵美　136

[高次脳機能障害]

- 高次脳機能障害と摂食嚥下機能 ･･･････････････････････････ 小澤公人　139
- 高次脳機能障害患者への食支援方法 ･･･････････････････････ 小澤公人　141

[認知症]

- 認知症に伴う摂食嚥下機能の変化 ･････････････････････････ 工藤紘子　144
- 認知症の種類と摂食嚥下障害看護 ･････････････････････････ 工藤紘子　145

[高齢者]

- 高齢者の摂食嚥下障害：フレイルとオーラルフレイル ･･･････ 伊藤美和　153

役立つ資料 ･･････ 155　　文献一覧 ･･････ 160

索引 ･･････ 166

装丁：長坂勇司（nagasaka design inc.）
本文イラストレーション：ササキサキコ、中村知史、今崎和広
本文DTP：明昌堂

- 本書で紹介しているアセスメント、治療・ケアの方法などは、筆者の臨床例をもとに展開しています。実践により得られた方法を普遍化すべく万全を尽くしておりますが、万一、本書の記載内容によって不測の事故等が起こった場合、編者・著者・出版社はその責を負いかねますことをご了承ください。
- 本書に記載しております機器・薬剤等の選択・使用にあたっては、個々の添付文書や取り扱い説明書を参照し、適応や使用法等については常にご確認ください。
- 本書掲載の画像は、臨床例の中からご本人・ご家族の同意を得て使用しています。

執筆者一覧

髙倉千ほみ 名古屋鉄道健康保険組合名鉄病院看護部、摂食嚥下障害看護認定看護師
都築智美 社会医療法人杏嶺会一宮西病院看護部長、摂食嚥下障害看護認定看護師
（特定行為研修修了〈栄養及び水分栄養に係る薬剤投与関連〉）

松岡聖剛 マツダ株式会社マツダ病院看護部主任看護師、摂食嚥下障害看護認定看護師
松尾晴代 鹿児島市医師会病院看護部副看護部長、摂食嚥下障害看護認定看護師
山川美樹 社会福祉法人恩賜財団済生会熊本病院看護部看護師長、
摂食嚥下障害看護認定看護師

土橋智晴 元・宝塚リハビリテーション病院看護部看護師長、
摂食嚥下障害看護認定看護師

大下恵 岩手県立大船渡病院看護部看護師長補佐、摂食嚥下障害看護認定看護師
天満美樹 社会医療法人名古屋記念財団新生会第一病院地域連携室、
摂食嚥下障害看護認定看護師

松田朋子 半田市立半田病院看護部、摂食嚥下障害看護認定看護師（特定行為研修修了〈栄養及び水分栄養に係る薬剤投与関連/術後疼痛管理関連〉）

久保桂 長崎県五島中央病院看護部看護師長、摂食嚥下障害看護認定看護師
大城清貴 合同会社Comer代表、摂食嚥下障害看護認定看護師
小利池澄子 金沢医科大学病院看護部、摂食嚥下障害看護認定看護師
檀上明美 大阪医科薬科大学病院看護部看護師長、
慢性疾患看護専門看護師／摂食嚥下障害看護認定看護師

前田純子 株式会社Maetano代表取締役、摂食嚥下障害看護認定看護師
加藤節子 一般社団法人にぬふぁ星Das Eessen代表、摂食嚥下障害看護認定看護師
大和田恵美 名古屋医療センター看護部看護師長、摂食嚥下障害看護認定看護師
小澤公人 特定医療法人研精会稲城台病院食支援センター、
摂食嚥下障害看護認定看護師

工藤紘子 旭川医科大学病院看護部副看護師長、
摂食嚥下障害看護認定看護師／老人看護専門看護師

伊藤美和 公益社団法人愛知県看護協会教育センター、摂食嚥下障害看護認定看護師

[日本摂食嚥下障害看護研究会代表]
青山寿昭 愛知県医療療育総合センター、摂食嚥下障害看護認定看護師

本書の特徴

1．本書の概要
- 本書は、日本摂食嚥下障害看護研究会編集『摂食嚥下障害看護スタンダード』を元に、摂食嚥下障害ケアにかかわる項目を抜粋して再編集したものである。詳しくは当該書を参照いただきたい。
- 各項目で引用・参考にした文献は、すべて巻末に集めて収載した。

2．本書の用語について
- 本書は、一般社団法人日本摂食嚥下リハビリテーション学会がホームページ（https://www.jsdr.or.jp/doc/）にて公表している下記の資料等を参考にして制作している。
「日本摂食・嚥下リハビリテーション学会嚥下調整食分類2021」
「摂食・嚥下障害の評価（簡易版）2011」
「訓練法のまとめ（2014版）」

3．薬剤・製品等の表記と掲載写真について
・薬剤：一般名（商品名）
・医療機器等：一般的名称（販売名）
・ともに、登録商標（レジスターマーク、TMマーク）は省略する
・商品写真等は『摂食嚥下障害看護スタンダード』収載のものを掲載した

4．その他
　執筆者の所属・肩書については、2025年3月時点のものである。また、認定看護師・専門看護師等のスペシャリストの表記は著者自身に確認いただいたものとした。

Part 1

摂食嚥下リハビリテーションと摂食嚥下障害看護

Part 1 摂食嚥下リハビリテーションと摂食嚥下障害看護

摂食嚥下障害のとらえ方

1 | 摂食嚥下障害の2つの側面

- 摂食嚥下障害は、2つの側面から考えることができる（表1）。

表1 摂食嚥下障害の2つの側面

摂食嚥下障害を引き起こす原疾患の病態	機能的障害	脳血管障害、神経・筋疾患、認知症、高次脳機能障害
	器質的障害	頭頸部がんに対する手術療法による口腔・咽頭の構造の変化、あるいは、化学・放射線療法に伴う組織の変化
発達段階に関係した摂食嚥下障害	小児領域	重症心身障害児、口腔・咽頭の先天的形態異常
	老年領域	加齢に伴う現象やサルコペニアなどに起因する機能低下と、それに伴う誤嚥性肺炎

- 摂食嚥下障害は乳幼児期、小児期、成人期、老年期すべての発達段階に認められ、障害が起こる原疾患も多岐にわたる（図1）。
- 原疾患は複数の原因が絡んでいることが多く、主原因がわかりにくい。
- 発症した脳血管疾患や口腔・咽頭がんの術後など、発症後の急性期から

図1 人間の一生における摂食嚥下機能

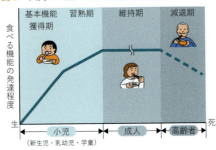

リハビリ期、さらには慢性期や生活期に分けて考えていく必要がある。
- 精神疾患の薬物治療である向精神薬の作用・副作用により、不顕性誤嚥の発症や窒息・誤嚥性肺炎が問題となる。

2 | 摂食嚥下障害の原因

- 摂食嚥下障害の原因は大きく3つに分類される（表2）。

表2 摂食嚥下障害の原因となる疾患の分類

器質的原因	機能的原因	心因的原因
腫瘍や先天的な異常による身体の構造が原因	身体の構造に問題はないが、動かしたり感じたりすることが障害される	身体の構造や神経や筋肉に問題がなく、心理的な問題が原因となる
〈口腔・咽頭〉 ・頭頸部腫瘍（口腔・舌がん、上顎がん、咽頭がん） ・口唇裂 ・口蓋裂 ・口内炎や扁桃炎、咽頭炎などの炎症 〈食道〉 ・食道炎、潰瘍 ・食道の蛇行や変形、狭窄 ・腫瘍、頸椎症などによる外からの圧迫 ・食道裂孔ヘルニア 〈その他〉 ・歯牙の欠損 　　　　　　　　など	〈口腔・咽頭〉 ・脳血管疾患 ・脳腫瘍 ・神経変性疾患（筋萎縮性側索硬化症、パーキンソン病など） ・筋疾患（筋ジストロフィー、重症筋無力症など） 〈食道〉 ・食道アカラシア ・強皮症 ・SLE ・胃食道逆流症 〈その他〉 ・加齢に伴う変化 ・筋疾患薬剤の副作用 　　　　　　　　など	・摂食障害（神経性食欲不振症、異食症） ・心気神経症 ・嚥下困難（うつ病、ヒステリー） ・心身症（ストレス性胃潰瘍、神経性胃炎等による悪心・嘔吐・胸やけ症状） 　　　　　　　　など

- 「器質的原因」は、食物の通路の構造に問題があるものである。
- 「機能的原因」は、食物の通路の動きに問題がありうまく飲み込むことができないものである。
- 「心因的原因」は、摂食の異常や嚥下困難を訴える患者のうち、検査上明らかな異常が認められず心理的な問題が原因となるものである。

- その他、義歯の問題（義歯の不適合、義歯の紛失等）や加齢による筋力低下、入院や施設入所などで、食事形態や食具、あるいは食事時の姿勢や介助者など、食事摂取に伴う環境の変化などがある。
- 加齢による筋力低下は、加齢に伴い「あたりまえ」に起こってくる。中でも嚥下機能の変化は「老年性嚥下障害」と呼ばれ、部分的にはサルコペニアに起因する。
- 頭頸部に起こるサルコペニアは、高齢者が摂食嚥下障害に陥る要因の1つである。
- 摂食嚥下障害は、器質的、機能的、心因的原因に加え、加齢による変化や脳卒中など、加齢が原因の疾患や健康状態によって引き起こされることも念頭において対応していく必要がある。

(高倉千ほみ)

COLUMN
「食べる」ことの意味

「口から食べること」の意味には、栄養摂取にとどまらず、口や顎を動かすことで全身の機能が活性化されるなど期待される効果も大きい。

例えば、「食べ物の食感や味覚などの刺激で脳が活性化され意欲が湧く」→「ストレスが発散できる」→「胃腸が活動することで免疫力が高まり感染症の予防につながる」→「唾液の分泌を促し口腔内の衛生が維持できる」などである。

また、食事の場とは、家族の団らんや、仲間とのコミュニケーションの場であり、食事の時間を共有することで、楽しさやその他の価値観を共有することにもつながる。

口から食べられなくても胃ろうや中心静脈栄養など、外部からの栄養投与で生命を維持することはできるが、「おいしさ」や「風味」などを楽しむこと、「のどごし」や摂取後の「満足感」は、食べる物を認識し、口から食べてのどを通らないとその感覚は得られない。食べることは、人間の活力の源であり、人としての尊厳であるといえる。

(高倉千ほみ)

Part 1 摂食嚥下リハビリテーションと摂食嚥下障害看護

摂食嚥下リハビリテーションの考え方

- 摂食嚥下リハビリテーションは、障害をもった人々を全人的に復権させることを目標としてかかわっていく。ICF*分類をもとに、あらゆる側面から、もれなくアプローチをすることが重要である。
- アプローチには、「治療的アプローチ」「代償的アプローチ」「環境改善的アプローチ」「心理的アプローチ」がある（図1）。

図1　リハビリテーションにおける摂食嚥下障害へのアプローチ

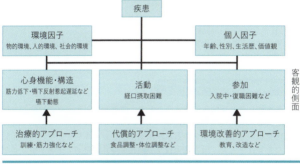

上田敏：ICFの理解と活用．萌文社，東京，2005．より引用

＊ICF＝国際障害分類の改訂版である「生活機能・障害・健康の国際分類」
(International Classification of Functioning, Disability and Health)

1 │ 治療的アプローチ

- 主として心身機能・構造の障害を治療することで機能的な向上を目指す直接的なアプローチ方法で、以下のようなアプローチである。
- 脳卒中に起因した仮性球麻痺によって起こる嚥下反射遅延に対して、の

どのアイスマッサージを行って嚥下反射を誘発させる。
- 舌の麻痺や顔面の麻痺などがあり、捕食や食物の送り込みができない場合は、口腔周囲の機能訓練によって舌の動き、口唇閉鎖などの機能向上にはたらきかける。
- 治療的アプローチには、外科的手術なども含まれる。患者が一番障害や効果を実感しやすいアプローチであるため、適応や効果確認をチームで慎重に評価して進めていく必要がある。

2 | 代償的アプローチ

- 機能的に障害が残存しても、残された機能で代償することにより、能力的な向上を目指すアプローチ方法である。
- 食物の咽頭への送り込みに軽度の障害がある場合、姿勢調整（30度リクライニング位）、嚥下法の調節（複数回嚥下、交互嚥下）、代替栄養法（経管栄養法や中心静脈栄養法）などを行う。
- 代償法は早期から活用することがきわめて重要である。代償法を用いた「活動」こそ、リハビリテーションにおけるキーともいわれている。

3 | 環境改善的アプローチ

- 患者を取り巻く環境を改善することで、障害をもった人々の社会的な復権を図るアプローチである。
- 自宅療養の場合、食事を作る家族は誰か、どのような在宅サービスを受けられるかを考え、嚥下食の作り方や食事の介助方法を指導することが環境改善的アプローチである。

4 | 心理的アプローチ

- 「食べる」という行為は単に栄養を補給するだけではなく「生きる」ことにつながる。治療の経過の中で速やかに患者に寄り添い、身体的・心理的な障害を理解する。そして、正確な状況や予後の説明をしながら心理的なサポートに努めることが重要である。
- 心理的アプローチは、治療的アプローチ、代償的アプローチ、環境改善的アプローチの基盤となる。

（都築智美）

Part 2

摂食嚥下障害の理解のための基本

Part 2 摂食嚥下障害の理解のための基本

摂食嚥下にかかわる解剖

1 口腔

- 口腔は前方に口唇、後方は咽頭につながる構造となっている。上方は口蓋、両側方に頬、下方は舌と口腔底の粘膜に囲まれている。

■口腔内の構造

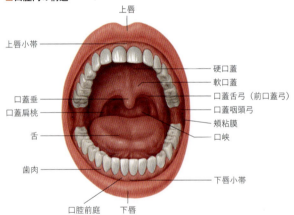

1 口唇
- 口唇は上唇、下唇からなり、摂食時の食べこぼし防止に関与する。また、発声時の構音で重要な役割を担っている。

2 頬
- 頬は口腔の側壁であり、表情筋の1つである。咀嚼時には、頬筋と舌筋の協調運動によって歯牙におけるすりつぶしが可能となる。

3 口蓋

- 口腔上方の口蓋は上顎骨に裏打ちされた「硬口蓋」と、後方に骨で裏打ちされていない動きが可能な「軟口蓋」がある。硬口蓋は咀嚼、送り込み、嚥下時に舌運動を助ける役割、軟口蓋は正中に「口蓋垂」があって嚥下時に鼻咽腔を閉鎖する重要な役割がある。鼻呼吸時には開大し、嚥下時には閉鎖する。

4 舌

- 舌は内舌筋と外舌筋で構成されており、有郭乳頭より前方2/3の舌体は可動部、後方1/3から喉頭蓋谷までが舌根である。
- 5期モデルの準備期では「舌根」が持ち上がり、食塊が咽頭に流入しないようにしている。嚥下時には咽頭後壁の後方に押し込みを行うことで、食塊を下方へ押し出し嚥下圧を高める役割を担っている。舌の下は「口腔庭」となる。

■舌の構造

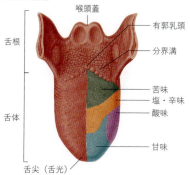

5 歯、歯列

- 上顎、下顎に分けられ、弓状の歯列がある。永久歯の場合、上下ともに14〜16本の歯牙を有している。
- 上顎、下顎ともに歯槽骨植立され、上下で咬合している。歯槽骨は歯肉で覆われている。
- 臼歯は咀嚼時のすりつぶしに大きく関与し、切歯・犬歯は食べ物を噛み切る、切り裂くときに関与する。また、歯をくいしばることで嚥下圧を

高めて、スムーズに嚥下を行うことができるため、残存歯の有無、義歯の使用は重要となる。

■**歯と歯列**

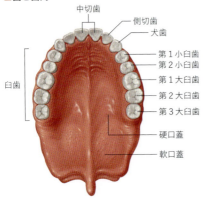

6 口唇・頬
- 口唇と頬は歯列の外側にあり、内側は粘膜、外側は表皮で覆われている。
- 歯列と口唇の間は口腔前庭とされ、食物が残りやすい形となっている。

7 唾液腺
- 食物を咀嚼し食塊形成する上で唾液は重要な役割をもつ。
- 唾液腺は、口腔底にある顎下腺、舌下腺が開口している。頬粘膜には耳下腺が開口している。唾液の大半が水分で構成され、1日に約1.0〜1.5L分泌される。
- 唾液腺の分泌は、交感神経、副交感神経でコントロールされる。分泌量が少ないと、特に準備期から口腔期での咀嚼、食塊形成がスムーズに行えない。

■ 唾液腺

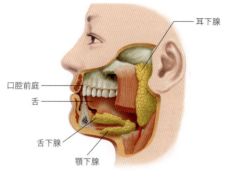

耳下腺
口腔前庭
舌
舌下腺
顎下腺

2 咽頭

1 上咽頭
- 上咽頭は鼻腔に接し左右両側の中耳とつながっている。上方は頭蓋底で、下方は軟口蓋の高さまでである。

2 中咽頭
- 中咽頭は上咽頭に接し、下方は喉頭蓋谷の高さで下咽頭に接している。
- 中咽頭の前方は口峡部（前口蓋弓）を介し口腔に通じている。
- 中咽頭は口腔とつながり、嚥下時には軟口蓋が挙上、上咽頭と接し空間を閉鎖する。同時に舌の後方への押し込みにより口腔との隙間も閉鎖する。

3 下咽頭
- 下咽頭は喉頭を介し気管につながっている。下咽頭は喉頭蓋で中咽頭と接し、下方は輪状軟骨下縁の高さで食道に通じる。途中の喉頭口の後方に梨状陥凹を形成し、食道入口部まで左右に分かれ食塊が通過する。

■ **咽頭・喉頭の構造**

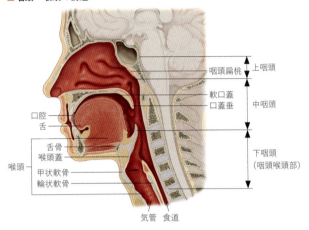

3 | 喉頭

- 喉頭は、気道への食物の侵入を防ぎ、声帯を動かして声の性質を変える役割がある。
- 喉頭蓋は、喉頭が挙上することにより反転し、喉頭口を閉鎖する。また、嚥下時は声門も同時に閉鎖され、誤嚥を予防する構造となっている。
- 嚥下時には舌骨上筋群により舌骨が上前方に引き上げられ、同時に甲状舌骨筋が収縮し喉頭も上前方に移動する。

■ **喉頭蓋**

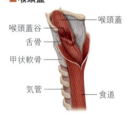

4 | 食道

- 食道は、食道入口部から食道胃接合部までである。
- 嚥下時、食道入口部は開大し、食道の蠕動運動と重力によって食物を胃

まで送り込む。
- 食道には、3つの狭窄部が存在する。
- 食道入口部の第1狭窄部は嚥下時以外は常に収縮し、嚥下後食道入口部の輪状咽頭筋が収縮し逆流防止を行っている。
- 大動脈、気管支と交差する第2狭窄部は大動脈弓との交叉により生じ、胸につかえる症状が起こることがある。
- 食道下部の第3狭窄部は横隔膜の食道裂孔にあり、下部食道括約筋の働きにより、常に収縮し胃食道逆流を防いでいる。嚥下時には弛緩し食塊を胃へ送り込むように動く。逆に、嘔吐の際には食道に戻すように動く。

■食道と食塊の送り込み

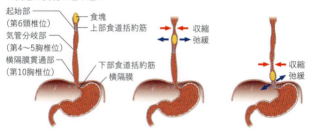

5 | 嚥下にかかわる筋肉

嚥下には、**表1**に示す筋肉が関与している。

(松岡聖剛)

表1　嚥下にかかわる筋肉

口腔周囲の顔面筋	働きなど
咀嚼筋	咀嚼に関与
舌筋	咀嚼・食塊形成・食塊の移送に関与
口蓋筋	食塊の口腔内保持、鼻咽腔閉鎖
舌骨上筋群	舌骨を上前方に引き上げる
舌骨下筋群	喉頭の挙上、喉頭蓋の閉鎖
咽頭筋	咽頭の挙上・蠕動運動
食道筋	蠕動運動

Part 2 摂食嚥下障害の理解のための基本

摂食嚥下モデル

- 嚥下モデルには「生理モデル」と「臨床モデル」がある(**図1**)。
- 生理モデルには、液体の一口嚥下から作られた「3期モデル」と「4期モデル」、咀嚼嚥下をもとに考えられた「プロセスモデル」がある。
- 臨床モデルには、4期モデルに「先行期」を加えた「5期モデル」がある。

(松尾晴代)

図1 嚥下モデル

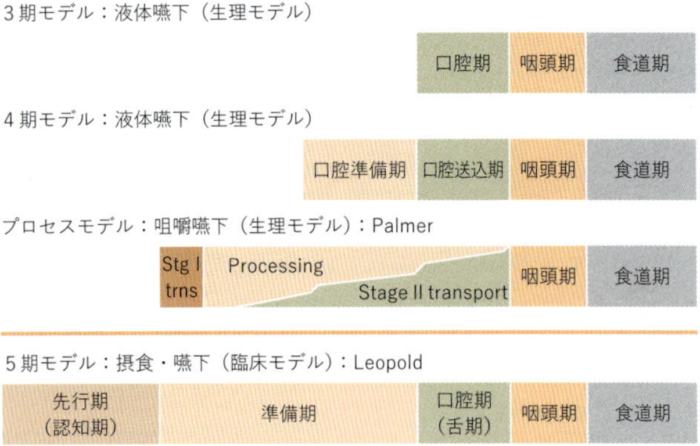

3期モデル:液体嚥下(生理モデル)

| 口腔期 | 咽頭期 | 食道期 |

4期モデル:液体嚥下(生理モデル)

| 口腔準備期 | 口腔送込期 | 咽頭期 | 食道期 |

プロセスモデル:咀嚼嚥下(生理モデル):Palmer

| Stg I trns | Processing / Stage II transport | 咽頭期 | 食道期 |

5期モデル:摂食・嚥下(臨床モデル):Leopold

| 先行期(認知期) | 準備期 | 口腔期(舌期) | 咽頭期 | 食道期 |

Part 2 摂食嚥下障害の理解のための基本

摂食嚥下の3・4期モデル

1 | 3期モデル

- 3期モデルでは、食物の通過経路である「口腔」「咽頭」「食道」が脳幹の神経機構からの出力による一連の動きを行う時期を、それぞれの「期」と表現している。

2 | 4期モデル

- 3期モデルの「口腔期」を「口腔準備期（食塊形成）」と「口腔送込期」に分けたものが4期モデルである。
- 4期モデルは、水や、もしくはそれに準じた液体などの、丸飲み嚥下の動態を指す。
- 4期モデルでは、食塊の場所によって分けられた各期は連続するが、時間的に重複することなく進むことが特徴である。嚥下を行う際に、食塊が解剖学的にどこに位置するかを基準として分けられている。咽頭期が嚥下反射の時期と定義されている。
- 4期モデルでは、実際の食塊の動きを「相」と表現する。
- 口腔で食塊形成された食物が送り込まれ、嚥下して食道を通過するまでの「期」と「相」のずれを問題と捉えて、嚥下動態の評価を行う。
- リハビリテーションの領域では、嚥下を広く捉えるために、4期モデルに「先行期」を追加した5期モデル（前述）が用いられる。

3期モデル：液体嚥下（生理モデル）

| 口腔期 | 咽頭期 | 食道期 |

4期モデル：液体嚥下（生理モデル）

| 口腔準備期 | 口腔送込期 | 咽頭期 | 食道期 |

（松尾晴代）

Part 2　摂食嚥下障害の理解のための基本

摂食嚥下の5期モデル

- 水を含む液体の丸飲み嚥下（命令嚥下）のメカニズムは、「5期モデル」で示される（**図1**）。

図1　5期モデル：摂食・嚥下（臨床モデル）：Leopold

先行期 （認知期）	準備期	口腔期 （舌期）	咽頭期	食道期

① **先行期（認知期）**：目で見て食物を認知、唾液分泌を促し口まで運ぶ
② **準備期**：食物を口に取り込み、咀嚼して食塊形成する
③ **口腔期（舌期）**：舌背中央に集められた食塊を咽頭に移送する
④ **咽頭期**：嚥下反射が起こり、食塊を咽頭から食道に移送する
⑤ **食道期**：食道の蠕動運動で食塊を食道から胃に移送する

1 ｜ 先行期（認知期）

- 先行期は、摂食嚥下運動の始まりである（**図2**）。
- 視覚により食物を見て、色や形から食べ物が何であるかを判断する過程を指す。
- 臭いを感じることで（嗅覚）、視覚情報と合わせて食物を認知し、食べられるものであることを判断して口腔内に取り込む。
- 手や食具（スプーンや箸など）で食品に触れることで（触覚）、硬さや温度の情報を得る。
- 認知機能や覚醒状態、姿勢などを含む5感のすべてが必要とされる。

図2　先行期：食物を認知する、口に取り込む

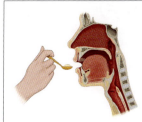

- 食物を認知する
- 視覚、嗅覚情報により食べられるものであることを判断する
- 口腔内に食物を取り込む

寺見雅子編著：できることから始める摂食・嚥下リハビリテーション実践ガイド．Gakken，東京，2012：8．を参考に作成

2 | 準備期

- 食物（水を飲む場合は水分）を口に取り込み、歯や舌、頬筋を使い咀嚼して嚥下しやすい形態にするまでの過程を指す。
- 食物を飲み込みやすい状態にすることを「食塊形成」という。
- 口に運ばれた食物を舌で口蓋に押しつけ、硬さなどの食品の状態を確認する。
- 軟らかい食品の場合は舌と口蓋で押しつぶせるが、固い場合には臼歯部に食品を移し咀嚼する。
- 咀嚼は、食塊を形成するための、咬断、臼磨、粉砕、混合の連続した過程である（**図3**）。

3 | 口腔期（舌期）

- 舌背中央に食塊を乗せ、舌尖を口蓋に押し付け、咽頭に送り込む過程を指す。このとき、舌根が下がり、食塊を送り込みやすい形にする。
- 咽頭に送り込まれる際は、鼻腔に食塊が逆流しないように軟口蓋の後部が持ち上がり、咽頭後壁が隆起し鼻咽腔が閉鎖される。
- 口唇閉鎖や舌運動（舌尖運動）、鼻咽腔閉鎖、頬運動のすべてが必要とされる（**図4**）。

図3　準備期：口腔に取り込む、咀嚼・食塊形成を行う

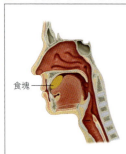

- 食物を口に取り込み、口唇を閉鎖する
- 歯や舌、頬筋を使い咀嚼して嚥下しやすい形態にする
- 食塊を舌の上でまとめる

- 食物を箸やスプーンから受け取り、移送または保持する
- 口蓋間で軟らかな食物を押し潰す
- 唾液分泌を促す

寺見雅子編著：できることから始める摂食・嚥下リハビリテーション実践ガイド．Gakken，東京，2012：8．を参考に作成

図4　口腔期：舌上の食塊を咽頭に移送する

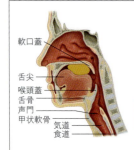

- 舌の上に食塊を乗せる
- 舌尖を口蓋に押しつけ、食塊を咽頭に送り込む
- 舌根が下がり、食塊を送り込みやすい形にする

- 咀嚼時、食塊を咀嚼の程度により頬側・固有口腔・咽頭に移送する

寺見雅子編著：できることから始める摂食・嚥下リハビリテーション実践ガイド．Gakken，東京，2012：8．を参考に作成

4 | 咽頭期

- 嚥下反射により、食塊を咽頭から食道まで送り込む過程である。嚥下反射が起こると、素早く気道を閉じて食道の入り口が開いて食塊が食道に流れるようにする。
- 準備期・口腔期は随意運動であるが、咽頭期以降は不随意反射運動である。
- 嚥下反射は延髄の嚥下中枢を中心に行われるが、食塊が咽頭を通過する時間は約0.5秒とされている。
- 嚥下反射は、惹起されると随意的に途中で停止することはできない（**図5**）。
- 食塊が咽頭に入ると、**図6**のような流れになる。

図5　咽頭期：食塊の咽頭通過、食道への送り込み

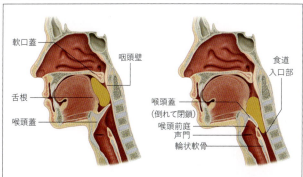

- 咽頭に運ばれた食塊を反射により食道に送り込み、**嚥下反射**が起きる（鼻咽腔閉鎖・咽頭閉鎖・呼吸の停止）

寺見雅子編著：できることから始める摂食・嚥下リハビリテーション実践ガイド．Gakken，東京，2012：8．を参考に作成

図6 咽頭に入った後の流れ

①前方では、舌と口蓋が接して口腔との流れを遮断（舌口蓋閉鎖）する
　　　　　　　　　　　　↓
②後上方では、軟口蓋が挙上して鼻腔との流れを遮断（鼻咽腔閉鎖）する
　　　　　　　　　　　　↓
③ほぼ同じタイミングで、舌骨と甲状軟骨が前上方に移動して挙上し、食道入口部を開大しやすくする
　　　　　　　　　　　　↓
④喉頭蓋が後下方に倒れ込み、声門が閉鎖（喉頭閉鎖）して気道との流れを遮断することで誤嚥を予防する
　　　　　　　　　　　　↓
⑤同時に、上部食道括約筋は弛緩し、食道入口部が開大する

5 | 食道期

- 食道の蠕動運動と重力によって食塊を食道から胃に送り込む過程である。
- 食塊が食道入口部を通過すると、食塊が逆流しないように食道入口部は閉鎖される。食塊は、食道の蠕動運動や重力によって下方に運ばれ、下部食道括約筋部を通り胃のほうへと運ばれる（図7）。

（松尾晴代）

図7 食道期：食塊が食道を通る

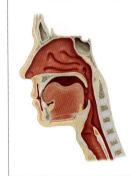

●食塊が食道の蠕動運動により胃に移送される

ポイント 呼吸と嚥下のタイミングが誤嚥予防に重要である

寺見雅子編著：できることから始める摂食・嚥下リハビリテーション実践ガイド，Gakken，東京，2012：8，を参考に作成

Part 2 摂食嚥下障害の理解のための基本

摂食嚥下のプロセスモデル

- プロセスモデルでは、食物を咀嚼し、飲み込む動態を指す。
- 5期モデルは、液体や軟らかく均一な食物を摂取するときの嚥下の流れ（丸飲み嚥下＝命令嚥下）である。
- 咀嚼が必要（食物を噛んで食べる）なときは、液体を飲むときの様式とは異なり、5期（もしくは4期）モデルでは考えることができない。「口腔準備期」と「口腔送込期」の様式が異なるため、この違いを説明するのがプロセスモデルである。
- プロセスモデルでは、食物の口腔内への取り込みから咀嚼して軟かくした食物を段階的に咽頭に送り、ある程度咽頭に溜まった後に、嚥下反射が引き起こされる。

プロセスモデル：咀嚼嚥下（生理モデル）：Palmer

Stg I trns	Processing		咽頭期	食道期
		Stage II transport		

1 │ 捕食と第1期輸送（stage Ⅰ transport）

- 食物の口腔内への取り込みから臼歯部への輸送までを指す。
- 捕食の際、口唇や前歯で食物を口腔内に取り込み、すぐに舌全体が後方に動くことで舌の上に乗せた食物を臼歯部に移動させる。このときの舌の運動を「プルバック運動」という。

2 │ 咀嚼（食物粉砕）

- 第1期輸送の後に咀嚼による粉砕と唾液の混合が行われ（processing）、食塊形成が行われる。このとき、唾液と食物が十分に混ざり合うことが必要である。
- 次の段階の第2期輸送は食物粉砕の最中に始まり、並行して行われる。

3 | 第2期輸送 (stage Ⅱ transport)

- 食物が咀嚼され、食塊形成された状態になり始めると、食塊は舌と口蓋によって後方に絞り込まれるように中咽頭（口峡〜喉頭蓋谷）へと運ばれ、そこに食塊が集積される。この送り込みが第2期輸送である。このときの舌の動きを「絞り込み運動」という。
- 咀嚼と嚥下は並行するものであり、咀嚼が行われている間にも食塊の第2期輸送が生じ、この2つの過程は並行して行われる。
- 第2期輸送は、舌の能動的な送り込みの運動である。複数回の第2期輸送により輸送された食物が中咽頭（口峡〜喉頭蓋谷）に集積して食塊形成が行われ、嚥下反射が引き起こされると食塊が下咽頭から食道に送り込まれる。
- 食塊形成が中咽頭で行われることがプロセスモデルの特徴で、ここでの咽頭への停留は5〜10秒に及ぶこともある。
- 第2期輸送中の各器官の基本的な動きは、5期モデルの口腔期とほぼ一致する。

（松尾晴代）

COLUMN

摂食嚥下の5期モデルをわかりやすく示すと…

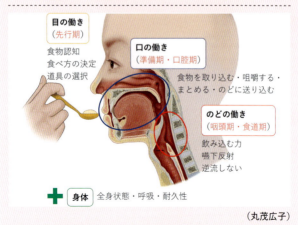

目の働き（先行期）
食物認知
食べ方の決定
道具の選択

口の働き（準備期・口腔期）
食物を取り込む・咀嚼する・まとめる・のどに送り込む

のどの働き（咽頭期・食道期）
飲み込む力
嚥下反射
逆流しない

身体 全身状態・呼吸・耐久性

（丸茂広子）

Part 3

摂食嚥下障害の アセスメント・ 検査・診断

Part 3 摂食嚥下障害のアセスメント・検査・診断

アセスメントの方法

質問紙を用いた問診

- 摂食嚥下機能の低下が軽度であると患者本人が自覚していないことがあるため、本人だけでなく、家族や介護者からも情報を収集する必要がある。
- 病歴や症状を効率よく意図的に聴取する方法として、質問紙がある。

1 | 聖隷式嚥下質問紙

- 15項目で構成されており、最近2～3年の状態を問う質問紙（**表1**）。
- 主な項目は、肺炎の既往、体重減少、咽頭機能を表す食事時のむせや飲み込みにくさ、口腔機能を表す食べるペースや食物形態、食道機能や声門防御機能を反映する症状など。
- 評価の目安を下記に示す。

[評価]

A：重い症状	日常生活に支障がある程度
B：軽い症状	気になる程度
C：症状なし	

- Aが1つでも該当すれば摂食嚥下障害あり、Bが該当すれば摂食嚥下障害の疑いがあると判断できる。
- 「1つでも該当すれば」という評価法は難しい場合もあるため、以下のような方法が開発された。
- 15項目を「A：4点」「B：1点」「C：0点」とスコア化し、評価する。
- 15項目の合計点数が4点以上であれば「オーラルフレイルの疑い」、8点以上であれば「摂食嚥下障害の疑い」と判断し、医師や専門職と協働し、詳細な評価や治療につなげていく。

表1 聖隷式嚥下質問紙

あなたの嚥下(飲み込み、食べ物を口から食べて胃まで運ぶこと)の状態についていくつかの質問をいたします。
ここ2〜3年のことについてお答えください。
いずれも大切な症状ですので、よく読んでABCのいずれかに丸をつけてください。

1.	肺炎と診断されたことがありますか?	A. 繰り返す	B. 一度だけ	C. なし
2.	やせてきましたか?	A. 明らかに	B. わずかに	C. なし
3.	物が飲み込みにくいと感じることがありますか?	A. しばしば	B. ときどき	C. なし
4.	食事中にむせることがありますか?	A. しばしば	B. ときどき	C. なし
5.	お茶を飲むときにむせることがありますか?	A. しばしば	B. ときどき	C. なし
6.	食事中や食後、それ以外のときにものどがゴロゴロ(痰がからんだ感じ)することがありますか?	A. しばしば	B. ときどき	C. なし
7.	のどに食べ物が残る感じがすることがありますか?	A. しばしば	B. ときどき	C. なし
8.	食べるのが遅くなりましたか?	A. たいへん	B. わずかに	C. なし
9.	硬い物が食べにくくなりましたか?	A. たいへん	B. わずかに	C. なし
10.	口から食べ物がこぼれることがありますか?	A. しばしば	B. ときどき	C. なし
11.	口の中に食べ物が残ることがありますか?	A. しばしば	B. ときどき	C. なし
12.	食べ物や酸っぱい液が胃からのどに戻ってくることがありますか?	A. しばしば	B. ときどき	C. なし
13.	胸に食べ物が残ったり、つまった感じがすることがありますか?	A. しばしば	B. ときどき	C. なし
14.	夜、咳で眠れなかったり目覚めることがありますか?	A. しばしば	B. ときどき	C. なし
15.	声がかすれてきましたか?(がらがら声、かすれ声など)	A. たいへん	B. わずかに	C. なし

大熊るり,藤島一郎,小島千枝子,他:摂食・嚥下スクリーニングのための質問紙の開発.
日本摂食嚥下リハビリテーション学会誌 2002;6(1):3-8. より引用

2 | EAT-10：Eating Assessment Tool-10 日本語版

- 飲み込みの問題の経験について10項目で構成された質問紙（**表2**）。
- 「0点：問題なし」から「4点：ひどく問題」の5段階で回答し、合計点数が3点以上だと摂食嚥下機能の問題を認める可能性が高い。
- 本人の自覚症状や体験を問うものであり、認知機能の低下や失語症などを認める場合実施困難なことが少なくないため、EAT-10の実施の可否そのものが摂食嚥下障害スクリーニングとなる。
- 患者本人が摂食嚥下障害の症状を自覚していない場合は、質問紙での評価は困難であり、症状のアセスメントや観察、他のスクリーニング検査や嚥下機能評価が必要となる。

（山川美樹）

表2 EAT-10

以下の問題について、あなたはどの程度経験されていますか					
	問題なし				ひどく問題
1 飲み込みの問題が原因で、体重が減少した	0	1	2	3	4
2 飲み込みの問題が、外食に行くための障害になっている	0	1	2	3	4
3 液体を飲み込むときに、余分な努力が必要だ	0	1	2	3	4
4 固形物を飲み込むときに、余分な努力が必要だ	0	1	2	3	4
5 錠剤（じょうざい）を飲み込むときに、余分な努力が必要だ	0	1	2	3	4
6 飲み込むことが苦痛だ	0	1	2	3	4
7 食べる喜びが飲み込みによって影響を受けている	0	1	2	3	4
8 飲み込むときに、食べ物がのどに引っかかる	0	1	2	3	4
9 食べるときに咳が出る	0	1	2	3	4
10 飲み込むことはストレスが多い	0	1	2	3	4

若林秀隆, 栢下淳：摂食嚥下障害スクリーニング質問紙票EAT-10の日本語版作成と信頼性・妥当性の検証. 静脈経腸栄養 2014；29（3）：871-876. を元に作成

Part 3 摂食嚥下障害のアセスメント・検査・診断

アセスメントの方法

各種スクリーニング検査

- スクリーニング検査は、経口摂取の開始が可能であるかどうかの判断基準となるが、むせない誤嚥や嚥下運動を正しく把握することは困難である。そのため、病歴や症状の観察、複数のスクリーニング検査を組み合わせて判断する必要がある。
- ベッドサイドで看護師でも実施可能なスクリーニング検査として、反復唾液嚥下テストや水飲みテストなどがある。

1 │ スクリーニング検査前の確認

- 経口摂取を開始できる状態かどうか、**表1**の条件を確認する。

表1 経口摂取開始の条件

①意識が覚醒している：意識レベルJCS Ⅰ桁
②全身状態が安定している：重篤な併存症や頭蓋内病変の悪化がない、発熱や誤嚥性肺炎を疑う症状がない、バイタルサインが安定している
③呼吸状態が安定している：気道クリアランスが良好である、呼吸回数20回/分未満、SpO_2 95%以上
④嚥下反射を認める：唾液や少量の水で嚥下反射を認める
⑤口腔衛生が保たれている：口腔内が湿潤しており、清潔である

- 条件を確認し、経口摂取の開始が可能と判断する場合は、スクリーニング検査を実施する。また、水飲みテストなどのスクリーニング検査を行う際は、水分誤嚥のリスクを伴うため、事前に口腔ケアを行っておく。

2 │ 反復唾液嚥下テスト (RSST：Repetitive saliva swallowing test)

- 特別な器材を使用せず短時間で簡便にでき、食物を用いないため誤嚥リスクが少なく安全に実施できるスクリーニング検査である（**図1**）。
- 随意的に唾液を繰り返し嚥下することで、嚥下機能の低下がないか判断する。
- 認知機能の低下により、指示の理解が困難な場合は、随意的な嚥下動作

の従命も困難であるため、検査対象外および判定不可とする。

【方法】
① 体位の制限がない場合は、原則として座位とする。
② 患者の喉頭隆起に中指、舌骨相当部に示指を軽く当てる。このとき、下顎が挙上しないよう留意する。
③ 30秒間できるだけ何回も飲み込むことを指示し、唾液嚥下の回数を測定する。

図1　反復唾液嚥下テスト（RSST）

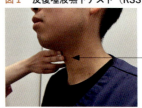

喉頭隆起に中指、舌骨に示指を軽く当てる。

【判定基準】
① 喉頭隆起が指腹を乗り越えて挙上し、下降して元の位置に戻った場合に1回と測定する。喉頭隆起がわずかに挙上し指腹を乗り越えずに下降した場合は測定しない。
② 30秒間で3回未満の場合は、摂食嚥下機能の低下を疑う。

【注意点】
- 検査を行う前に、患者の口腔内を観察し、口腔内が乾燥している場合は、口腔ケアを行うか、1mL程度の水分で口腔内を湿らせて実施する。
- 高齢者や嚥下機能が低下した患者の場合、30秒間の途中で動作が中断したり、話し始めることがあるため、口腔内に唾液がなくなっても嚥下を続けることを説明する。

3 ｜ 水飲みテスト（WST：Water swallowing test）

- 患者に水を飲ませて嚥下機能を評価するスクリーニングテストである。
- 水は、流動性が高く誤嚥しやすいが、患者の口腔衛生が保たれている場合であれば、誤嚥した際の有害性が低いため、スクリーニングテストとして用いられている。

【方法】
① 常温の水30mLをコップに入れて患者に手渡し「いつも通りに飲んでください」と指示する。

②嚥下開始から終了までの時間を計測し、嚥下の回数とむせの有無を観察する。

【判定基準】

[プロフィール]
1. 1回でむせなく飲むことができる。
2. 2回以上に分けるが、むせなく飲むことができる。
3. 1回で飲むことができるが、むせることがある。
4. 2回以上に分けて飲むにもかかわらず、むせることがある。
5. むせることがしばしばで、全量飲むことが困難である。

① プロフィール1で5秒以内に飲むことができれば、正常範囲である。
② プロフィール1で5秒以上要する場合やプロフィール2は、摂食嚥下障害を疑う。
③ プロフィール3、4、5は、摂食嚥下障害と判断する。

【注意点】
- 症状の観察や問診を行い、水飲みテストで誤嚥する可能性が高いと考えられる場合は評価適応外である。

4 改訂水飲みテスト（MWST：Modified water swallowing test）

- 経口摂取が可能か判断する場合や、30mL水飲みテストでは誤嚥の可能性が高いと考えられる場合に、少量の水を用いて嚥下機能を評価するスクリーニングテストである（図2）。

図2　改訂水飲みテスト（MWST）

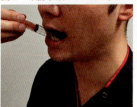

シリンジは色つきシリンジを使用し、注射用と区別する。

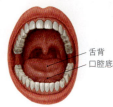

舌背に注ぐと咽頭に流入しやすく誤嚥しやすいため、口腔底に注ぐ。

【方法】
①冷水 3 mLを口腔底に注ぎ、嚥下を指示する。
②嚥下後、反復嚥下を 2 回促す。
③判定基準が 4 以上であれば、最大 2 回テストを繰り返す。
④最低点を評点とする。

【判定基準】
1．嚥下なし、むせる and/or 呼吸促迫。
2．嚥下あり、呼吸促迫。
3．嚥下あり、呼吸良好、むせる and/or 湿性嗄声。
4．嚥下あり、呼吸良好、むせない。
5．4 に加え、反復嚥下が30秒以内に 2 回可能。

【注意点】
● シリンジで冷水を注ぐ際、舌背に注ぐと咽頭に直接流入し誤嚥しやすいため、口腔底に静かに注ぐ。
● 摂食嚥下障害が重度でとろみ水を用いて評価した場合は、その旨を記載しておく。

5 | フードテスト（FT：Food test）

● ティースプーン 1 杯量の食物を摂取させ、食塊形成や咽頭への送り込みを評価するスクリーニングテストである（**図3**）。

図3　フードテスト（FT）

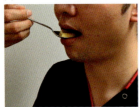
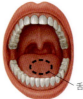

舌背前部

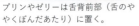

プリンやゼリーは舌背前部（舌のややくぼんだあたり）に置く。

【方法】
①ティースプーン 1 杯（約 4 g）のプリンを舌背前部に置き嚥下を指示する。

②嚥下後、反復嚥下を2回促す。
③評価基準が4以上であれば、最大2回テストを繰り返す。
④最低点を評点とする。

【判定基準】
1．嚥下なし、むせる and/or 呼吸促迫。
2．嚥下あり、呼吸促迫（不顕性誤嚥の疑い）。
3．嚥下あり、呼吸良好、むせる and/or 湿性嗄声、口腔内残留中等度。
4．嚥下あり、呼吸良好、むせない、口腔内残留ほぼなし。
5．4に加え、反復嚥下が30秒以内に2回可能。

【注意点】
● テストに用いる食物は、均一で付着性が少なく、食塊形成や食塊移送が容易に行える形態として、プリンや嚥下訓練用ゼリーを用いる。
● 改訂水飲みテストと併用することで、摂食嚥下障害の有無や程度を把握し、経口摂取の開始を判断することができる。

6｜頸部聴診法

● 嚥下する際に咽頭部で生じる嚥下音や嚥下前後の呼吸音を聴診器で聴診することで、咽頭期における摂食嚥下障害を判定する方法である。

【方法】
①咳嗽や吸引などにより、咽頭や喉頭内の貯留物を排出させる。
②聴診器を頸部（輪状軟骨直下気管外側）に接触させ（図4）、呼気音を聴取する。
③検査食を摂取させ「いつものように飲んでください」と指示し、嚥下音を聴取する。
④嚥下後の呼気音を聴取し、嚥下前後の呼気音と比較する。

図4 頸部聴診法

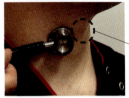
聴診器を輪状軟骨直下の気管外側に当てる。

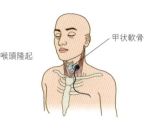
喉頭隆起
甲状軟骨

【判定基準】
- ティースプーン1杯程度の一口量の場合、正常な嚥下音は、0.5～0.8秒程度の明瞭な音である。
- 嚥下後は、澄んだ呼気音が聴取できる。
- 以下のような嚥下音や呼吸音が聴取される場合は、異常音と判断する。
  ・嚥下音：弱い音、長い音、泡立ち音、複数回の嚥下音。
  ・呼吸音：湿性音、液体振動音、むせに伴う喀出音、喘鳴様呼吸音。

【注意点】
- 聴診器は、膜型、ベル型のどちらでも聴取可能であるが、ベル型はしっかり密着させる必要があるため、膜型のほうが扱いやすい。
- 頸部は狭く、体格の小さい高齢者など成人用聴診器で聴診しにくい場合は、小児用聴診器など接触子が小型のもののほうが聴取しやすい。
- 頸部聴診法は、スクリーニングテストで用いるだけでなく、実際の食事場面でも活用することができる。嚥下後の湿性音や液体貯留音が聴取される際は、咳嗽や複数回嚥下などを促すことで、喉頭侵入や咽頭残留した食塊を排除し誤嚥の予防につながる。

（山川美樹）

Part 3 摂食嚥下障害のアセスメント・検査・診断

検査

嚥下造影検査（VF）

- 嚥下造影検査（Videofluoroscopic examination of swallowing：VF）とは、造影剤入り検査食を嚥下してもらい、X線透視画像として観察し、嚥下諸器官の解剖や動き、食物の動きを観察する検査である。

1 | 目的

1 診断をするための検査
- 飲み込みの過程で必要な各器官の形態的な異常や機能的な異常を見つけ出す。
- 誤嚥の有無やクリアランスの状態を明らかにする。

2 治療をするための検査
- 形態的な異常や機能的な異常が見つかれば、食事の形態や姿勢や食べ方を調整し、誤嚥を予防する方法やクリアランスを良好にする方法を見つけ出す。

2 | 検査前の準備

1 前日までに行う準備
- 本人・家族に「検査の目的・具体的方法・検査に伴う合併症」などについて医師から説明し合意を得る。同意書など文書による承諾を得ることが望ましい。
- 医師、言語聴覚士、看護師、管理栄養士など多職種で情報共有し、検査で使用する食事をあらかじめ検討し栄養部に準備を依頼する。
- 緊張緩和のため、訪床を意識的に増やし信頼関係の構築を図っておく。

2 当日に行う準備
- 患者の口腔ケアおよび疲労を誘発しない程度に間接訓練を実施する。
- 高次脳機能障害や認知症のある患者は、特に無音で医療機器に囲まれた検査室では、注意が逸れ、指示の理解が普段より難しくなることが多い。
- 看護師は患者の視界に最も入る位置に立ち、声をかけ緊張緩和に心がける。吸引等のリスク管理がしやすい位置に立つことが重要である。

[検査食の受け取り]
- 検査中に別の食形態でも検査してみたいと思うことがあるため、検査で使用する食事はあらかじめよく検討しておく。
- リスク管理のため、吸引器は必ず準備する。
- 誤嚥や咽頭残留などがあれば直ちに除去し事故を防止する必要がある。
- パルスオキシメーターで酸素飽和度をモニターしながら検査を行う。
- 予期せぬ事態のために、救急カートや血圧・心電図モニターの準備もしておくことが望ましい。

3 | 検査食

1 種類

（1）液体（以下、①〜③より選択）（図1、表1）
　①お茶：学会分類2021（とろみ）（表1：段階1 薄いとろみ）
　②お茶：学会分類2021（とろみ）（表1：段階2 中間のとろみ）
　③お茶：学会分類2021（とろみ）（表1：段階3 濃いとろみ）
（2）ゼリー形態：学会分類2021（食事）（図1：1j）
（3）ミキサー形態：学会分類2021（食事）（図1：2-1）
（4）きざみ形態：学会分類2021（食事）（図1：2-2）
（5）軟菜食：学会分類2021（食事）（図1：4）
- 検査食の例を図2に示す。

2 造影剤について

- 一般的に硫酸バリウムを使用することが多い。安価であることや大量の誤嚥がなければ比較的安全であることがわかっているためである。

4 | 検査の方法

1 撮影方向

- 原則として側面で透視を行い、次いで正面の透視を行う。

2 検査の姿勢

- 直接訓練や食事摂取をすでに行っている場合は、まず普段の摂取姿勢で検査を行う。
- 絶食後の経口摂取再開の場合は30度の仰臥位とし、頸部は後屈しないよう枕で調整した姿勢から開始する。嚥下状態を確認しながら徐々に角度を上げていく。

図1　学会分類2021（食事）

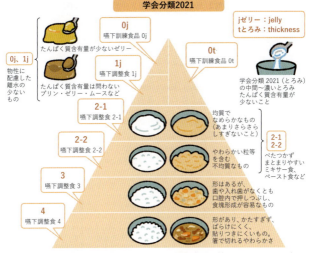

ヘルシーフード栄養指導Navi,やわらかさの分類より引用（https://healthy-food-navi.jp）

図2　検査食の例

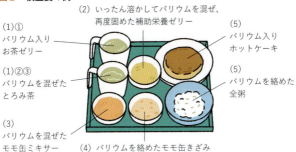

表1　学会分類2021（とろみ）早見表

	段階1 薄いとろみ 【Ⅲ-3項】	段階2 中間のとろみ 【Ⅲ-2項】	段階3 濃いとろみ 【Ⅲ-4項】
英語表記	Mildly thick	Moderately thick	Extremely thick
性状の説明 （飲んだとき）	「drink」するという表現が適切なとろみの程度 口に入れると口腔内に広がる液体の種類・味や温度によっては、とろみが付いていることがあまり気にならない場合もある 飲み込む際に大きな力を要しない ストローで容易に吸うことができる	明らかにとろみがあることを感じ、かつ「drink」するという表現が適切なとろみの程度 口腔内での動態はゆっくりですぐには広がらない 舌の上でまとめやすい ストローで吸うのは抵抗がある	明らかにとろみが付いていて、まとまりがよい 送り込むのに力が必要 スプーンで「eat」するという表現が適切なとろみの程度 ストローで吸うことは困難
性状の説明 （見たとき）	スプーンを傾けるとすっと流れ落ちる フォークの歯の間から素早く流れ落ちる カップを傾け、流れ出た後には、うっすらと跡が残る程度の付着	スプーンを傾けるととろとろと流れる フォークの歯の間からゆっくりと流れ落ちる カップを傾け、流れ出た後には、全体にコーティングしたように付着	スプーンを傾けても、形状がある程度保たれ、流れにくい フォークの歯の間から流れ出ない カップを傾けても流れ出ない（ゆっくりと塊となって落ちる）
粘度（mPa·s） 【Ⅲ-5項】	50〜150	150〜300	300〜500
LST値（mm） 【Ⅲ-6項】	36〜43	32〜36	30〜32
シリンジ法による残留度（mL） 【Ⅲ-7項】	2.2〜7.0	7.0〜9.5	9.5〜10.0

学会分類2021は、概説・総論、学会分類2021（食事）、学会分類2021（とろみ）から成り、それぞれの分類には早見表を作成した。本表は学会分類2021（とろみ）の早見表である。本表を使用するにあたっては必ず「嚥下調整食学会分類2021」の本文を熟読されたい。なお、本表中の【　】表示は、本文中の該当箇所を指す。

粘度：コーンプレート型回転粘度計を用い、測定温度20℃、ずり速度50s^{-1}における1分後の粘度測定結果【Ⅲ-5項】。

LST値：ラインスプレッドテスト用プラスチック測定板を用いて内径30mmの金属製リングに試料を20mL注入し、30秒後にリングを持ち上げ、30秒後に試料の広がり距離を6点測定し、その平均値をLST値とする【Ⅲ-6項】。

注1：LST値と粘度は完全には相関しない。そのため、特に境界値付近においては注意が必要である。

注2：ニュートン流体ではLST値が高く出る傾向があるため注意が必要である。

注3：10mLのシリンジ筒を用い、粘度測定したい液体を10mLまで入れ、10秒間自然落下させた後のシリンジ内の残留量である。

日本摂食嚥下リハビリテーション学会 嚥下調整食委員会：日本摂食嚥下リハビリテーション学会嚥下調整食分類2021．日本摂食嚥下リハビリテーション学会誌 2021；25（2）：144．より引用

３ 検査食の一口量

- 液体の場合１〜３ccの介助から開始する。注射器で測量しスプーンに注ぎ介助する。
- 検査食は１〜４g程度を一口量とし、安全を確認しながら増量していく。
- 自己摂取を行っている場合は、普段通りの摂取方法で検査を行う。
- 一口量を増量していく過程で、あわせて姿勢を変更しないことが大切である。

5 | 映像の評価方法

1 側面像
❶観察ポイント（図3-①～⑥）

① 押しつぶしや咀嚼ができているかを確認する。
② 食塊形成能を確認する。また、口腔内保持ができているかを確認、準備期運動中の咽頭流入がないかを確認する。
③ 軟口蓋の挙上があり鼻咽腔閉鎖機能を確認。また、鼻咽腔への逆流がないかを確認する。
④ 舌骨の前上方への移動および喉頭蓋の反転を確認する。また、嚥下後、喉頭蓋谷の残留の有無を確認する。
⑤ 食道入口部の通過を確認する（図4）。嚥下後の食道入口部の残留の有無を確認する。

図3　鏡面像

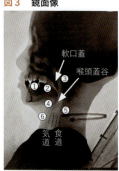

⑥ 喉頭侵入や誤嚥の有無を確認する（図5）。また、それが起こった場合の咳嗽反射の有無や力強さも併せて確認する。大量の誤嚥でなければ、食事の形態や姿勢や食べ方を調整し、誤嚥を予防する方法やクリアランスを良好にする方法を見つけ出す。しかし、患者の疲労や被曝を考え、可能な限り短時間で終了できるよう心がけることが大切である。

図4　食道入口部の通過の確認

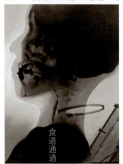

図5　喉頭侵入や誤嚥の有無の確認

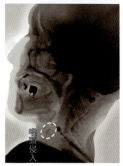

2 正面像

❶観察ポイント（図6-①）

- 食塊の通過経路を確認する。右の梨状窩通過が優位なのか、左梨状窩通過が優位なのかを確認する。
- 嚥下後、梨状陥凹の残留の有無を確認する。右梨状陥凹の残留の場合（図6）、頸部を左に回旋させ再度嚥下することで残留が減るのか等を評価する。

図6　正面像

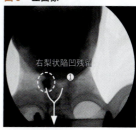

右梨状陥凹残留

6 検査後の観察

- 口腔ケアを実施し口腔内に付着しているバリウムを可能な限り除去する。
- バイタルサインや酸素飽和度のモニタリングを行い、呼吸状態や分泌物の変化がないか観察の強化を行う。

（土橋智晴）

COLUMN
VFとVEの比較

	嚥下造影検査	嚥下内視鏡検査
被曝	有	無
場所的制約	有	無
時間的制約	不利	有利
実際の摂食時評価	不可	可
準備期・口腔期の評価	可	不可*
咽頭期の評価	可	可
食道期の評価	可	不可

＊固形物の咀嚼嚥下時に咽頭に送られてくる食塊の状態を見ることで間接的に口腔内の食塊形成を評価することはできる。

武原格, 石井雅之, 勝又明敏, 他：嚥下内視鏡の手順2012改訂（修正版）日本摂食嚥下リハビリテーション学会医療検討委員会. 日本摂食嚥下リハビリテーション学会誌 2013；17（1）：88. より引用

Part 3 摂食嚥下障害のアセスメント・検査・診断

検査

嚥下内視鏡検査（VE）

- 嚥下内視鏡検査（Videoendoscopic examination of swallowing：VE）とは、内視鏡を鼻腔から咽頭腔へ挿入し、食物を飲み込む様子を観察する検査である（**図1**）。
- 内視鏡を挿入する違和感はあるが、特別な検査食は不要で、普段の食事を用いてベッドサイドや在宅でも検査が可能である。

図1　嚥下内視鏡検査で食物を飲み込む様子を観察

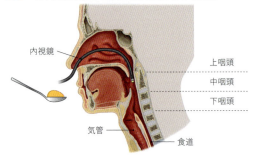

1 ｜ 目的

- 目的は、悪性腫瘍など器質的な異常がないかを確認することである。
- 嚥下前、嚥下後の誤嚥や喉頭侵入を見つけ出すこともできる。
- 嚥下中は画像がホワイトアウト（**図2**）になるため、誤嚥があっても下気道まで入ってしまった場合は、嚥下内視鏡では見つけられない。

図2　ホワイトアウト

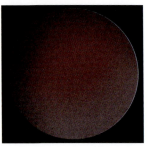

- 咽頭の残留を評価することもできる。嚥下した食塊の残留を確認するだけでなく、唾液などの分泌物の貯留や残留を確認することができる。
- 医師は内視鏡ファイバーの先端で咽頭や喉頭粘膜に触れ、咳反射が起こるかなどの感覚を確認する。感覚が低下していれば誤嚥性肺炎のハイリスクとなる。

2 | 検査前の準備

1 前日までに行う準備
- 本人、家族に「検査の目的・具体的方法・検査に伴う合併症」などについて医師から説明して合意を得ておく。同意書など文書による承諾を得ることが望ましい。
- 検査当日の緊張緩和のため、訪床を意識的に増やし信頼関係の構築を図っておく。

2 当日に行う準備
- 内視鏡ファイバーを組み立て、パソコンに接続しベッドサイドで画像が確認できるよう設置しておく。
- 患者に説明し、リスク管理のための物品（吸引器や救急カート）を備えておく。
- 口腔ケア、および疲労を誘発しない程度に間接訓練を実施する。
- パルスオキシメーターで酸素飽和度をモニターしながら検査を行う。
- 麻酔薬非含有ゼリー状基材をファイバーの先端に薄く付け、医師が内視鏡ファイバーを挿入する介助を行う。
- 安全に挿入できるよう頭部を支えるなどの介助を行う。

3 | 映像の評価方法

1 下咽頭位置から確認する画像
❶観察ポイント（**図3-①~③**）
①嚥下前に気道側に食塊が流入していないか、嚥下後に気道に食塊が残留していないかを確認する。また、咳嗽反射が起こるかを確認する。食塊だけでなく、唾液の処理状況も観察する。
②梨状陥凹に食塊の残留がないか、残留に左右差はないか確認する。例えば、右の梨状陥凹に残留（**図4**）があれば、頸部を左へ回旋させ空嚥下をすることでクリアランスが図れるかなどを確認することが重要である。

③舌根や喉頭蓋の裏（喉頭蓋谷）に残留がないか確認をする。残留があれば、お茶ゼリーなど滑らかでまとまりのよい物性を使った交互嚥下でクリアランスが図れるかなどを確認する。

図3 下咽頭位置から確認する画像

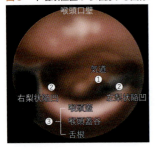

図4 梨状陥凹への影響

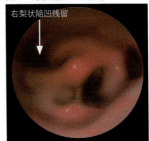

2 上咽頭位置から確認する画像

❶観察ポイント

- ファイバーを上咽頭の位置まで引き上げ、鼻咽腔閉鎖機能を観察する（図5）。
- 中咽頭から上咽頭へ食塊の吹き出しがあれば鼻咽腔閉鎖機能が不十分と評価できる（図6）。
- 鼻咽腔閉鎖機能を強化する間接訓練のプラン立案・実施が必要である。

図5 鼻咽腔閉鎖機能を観察する

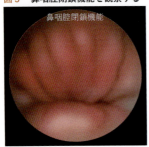

図6 上咽頭への逆流

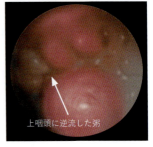

4 | 検査後の対応

- ベッドサイドで普段の食事を用いて検査をした場合は、ファイバーを抜去した後食事を再開してもらう。ファイバー挿入の苦痛を伴う検査後であり、労いの声をかけ疲労状況を確認する必要がある。
- 検査の際に安全が確認できなかった形態の食事は退室時に必ず下膳する。
- 特に嚥下中の誤嚥像の確認が不完全であるため、バイタルサインや酸素飽和度、分泌物の変化の有無について観察を強化することが重要である。

5 | ファイバーの衛生管理

- ファイバーのシャフト部の汚れを中性洗剤をつけたガーゼでやさしく拭き取る。
- ファイバーの先端にあるレンズを傷つけないよう、またシャフトを強く曲げてしまわないようやさしく取り扱う。
- ファイバーが浸漬できる容器にフタラール（ディスオーパ洗浄液0.55％）を入れ、ファイバーを5分間浸漬した後、3分間流水で洗浄する。
- 洗浄後は水分をよく拭き取り乾燥させてから保管する。

6 | 嚥下造影検査と嚥下内視鏡検査の比較

- 嚥下造影検査では放射線被曝は避けられないため時間的制約がある。
- 嚥下造影検査は造影剤入りの検査食を準備しなければならないが、準備期や口腔期、咽頭期、食道期の評価が可能であるという利点がある。
- 嚥下内視鏡検査は被曝がなく、造影剤入りの検査食を準備する必要もない。
- ただし、準備期や口腔期の評価は困難で、咽頭期も嚥下中の観察はできないことやファイバー挿入の苦痛を伴う検査である。
- それぞれの特徴を踏まえ、嚥下造影検査および嚥下内視鏡検査を組み合わせて実施し、追加情報を得ることが重要である。

（土橋智晴）

Part 3　摂食嚥下障害のアセスメント・検査・診断

摂食嚥下障害の重症度分類（DSS）

1 ｜ 摂食嚥下障害臨床的重症度分類（DSS）の定義

- 摂食嚥下障害臨床的重症度分類（Dysphagia Severity Scale：DSS）は、嚥下造影検査（VF）や嚥下内視鏡検査（VE）を行わなくても臨床的に判定可能なスケールである（**表1**）。
- 摂食嚥下障害の各期の問題をわかりやすくまとめてあり、重症度を臨床上使用しやすい7段階に分類している。
- 各段階の対応方法が示されており、各段階における直接訓練の内容がわかるしくみとなっている。
- DSSのどの段階であるかがわかれば、可能な食形態、経管栄養の有無、摂食嚥下訓練の必要性などの対応方法を知ることができる。

2 ｜ DSSの各分類について

- DSSは「誤嚥」と「非誤嚥」に大別される。
- 最重症である【1：唾液誤嚥】から【7：正常範囲】までの7段階に分けられ、臨床的に「誤嚥のあるもの」は【1】～【4】の4段階、「誤嚥のないもの」は【5】～【7】の3段階に分けられる。

1　DSS1（唾液誤嚥）
- 常に唾液でも誤嚥し、呼吸状態が不良で、医学的安定性を保つことが困難なレベルである。
- 最も重度な嚥下障害であり、直接訓練は困難で、持続的な経管栄養が必要な状態である。

2　DSS2（食物誤嚥）
- 呼吸状態は安定しているが、あらゆるものを誤嚥し、食形態効果が不十分なレベルである。
- 間接訓練は適応だが、直接訓練は摂食嚥下障害に対応できる専門的な施設でなら対応可能となる。
- 水分、栄養ともに経管栄養が基本であり、経管栄養を行っていれば医学的安定性を保つことが可能な状態である。

表1 摂食嚥下障害臨床的重症度分類(Dysphagia Severity Scale:DSS)

	分類	定義	解説	対応
誤嚥	1 唾液誤嚥	唾液を含めてすべてを誤嚥し、呼吸状態が不良	医学的安定性を保つことが困難	直接訓練は困難 持続的な経管栄養が必要
誤嚥	2 食物誤嚥	あらゆるものを誤嚥し嚥下できないが、呼吸状態は安定	食形態効果が不十分 経管栄養を行っていれば医学的安定性を保つことが可能	間接訓練は可能 直接訓練は専門医療機関で施行可能 水分・栄養ともに経管栄養が基本
誤嚥	3 水分誤嚥	水分は誤嚥するが、工夫した食物は誤嚥しない	食形態効果は十分認められる 誤嚥防止法の効果は不十分 適切な摂食方法で医学的安定性を保つことが可能	間接訓練・直接訓練ともに一般医療機関で施行可能 食形態の調整とともに経管栄養の併用
誤嚥	4 機会誤嚥	ときどき誤嚥する 咽頭残留があり臨床上誤嚥が疑われる	姿勢調整、一口量の調整、誤嚥防止法などの工夫で水分でも誤嚥を防止 適切な摂食方法で医学的安定性を保つことが可能	間接訓練・直接訓練ともに一般医療機関や在宅で施行可能 方法を遵守すれば家族・介護職でも食事介助可能
非誤嚥	5 口腔問題	誤嚥はないが、先行期・準備期・口腔障害により摂食に問題がある	先行期・準備期・口腔期に問題 脱水や低栄養の危険性がある	間接訓練・直接訓練ともに一般医療機関や在宅で施行可能 咀嚼・食塊形成等の評価を行い、食形態や食事方法の工夫、見守りが必要
非誤嚥	6 軽度問題	主観的問題を含め、何らかの軽度の問題がある	何らかの原因により摂食・嚥下が困難	症例によって簡単な訓練(間接・直接)や義歯の調整が必要 適切な食事介助方法であれば家族・介護職でも安全に施行可能
非誤嚥	7 正常範囲	臨床的に摂食・嚥下に問題なし	問題なし	必要なし

才藤栄一研究代表者:摂食・嚥下障害の治療対応に関する総合的研究.平成11年度厚生科学研究費補助金研究報告書.厚生科学研究費補助金(長寿科学総合研究事業)1999:1-17.を参考に作成

3 DSS3（水分誤嚥）
- 水分では誤嚥するが工夫した食物（嚥下調整食）では誤嚥せず、嚥下調整食など食形態効果は十分に認められるレベルである。
- 誤嚥しやすく誤嚥防止法の効果も不十分なため注意が必要であり、医療機関で対応しなければならない。
- 経口から十分な必要栄養量や水分量がとれないこともあり、食形態の調整とともに経管栄養を併用することがある。間接訓練・直接訓練ともに一般医療機関で施行可能である。適切な摂食方法であれば医学的安定性は保たれている状態。

4 DSS4（機会誤嚥）
- ときどき誤嚥を認めるが、姿勢調整、一口量の調整、誤嚥防止法などの工夫をすることで、水分でも誤嚥を防止できるレベルである。
- 方法を遵守することができれば家族や介護職でも食事介助が可能である。
- 間接訓練・直接訓練ともに一般医療機関や在宅で施行可能である。適切な摂食方法であれば医学的安定性は保たれる状態である。

5 DSS5（口腔問題）
- 先行期・準備期・口腔期の障害が中心で、誤嚥は認めないレベルである。
- 咀嚼・食塊形成等の評価を行い、食形態や食事方法の工夫、食事中の見守りが必要な状態である。
- 経口から十分な栄養がとれないと脱水や低栄養の危険性があるため管理が大切である。
- 間接訓練・直接訓練ともに一般医療機関や在宅で施行可能である。

6 DSS6（軽度問題）
- 何らかの軽度の問題はあるが、簡単な食形態の工夫は必要なレベルである。
- 症例によって簡単な訓練（間接・直接）や義歯の調整等が必要な状態である。適切な介助方法であれば家族や介護職でも安全に施行可能である。

7 DSS7（正常範囲）
- 摂食・嚥下に問題はなく、嚥下訓練の必要もないレベルである。

3 | 食事介助の実施者の方向性

- DSS分類に基づいて食事介助の実施者の方向性を簡潔に示した（**図1**）。
- 摂食嚥下の「できる」能力を示した『摂食・嚥下能力のグレード』（**表2**）と、実際に「している」能力を示した『摂食状況のレベル』（**表3**）のスケールがある。
- 嚥下造影検査（VF）や嚥下内視鏡検査（VE）が必要だが、これらのスケールと併せて評価することでゴール設定ができ、多職種と共有、カンファレンスをすることで統一した対応が可能となる。

（大下恵）

図1　食事介助の実施者の方向性

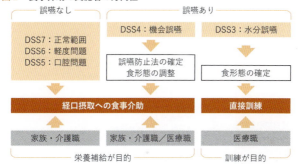

(鎌倉，2006．を一部改変)

才藤栄一，向井美惠監修，鎌倉やよい，熊倉勇美，藤島一郎, 他編：摂食・嚥下リハビリテーション 第2版，医歯薬出版，東京，2007：266．より引用

表2 摂食・嚥下能力のグレード

Ⅰ 重症 **経口不可**	1	嚥下困難または不能、嚥下訓練適応なし
	2	基礎的嚥下訓練のみの適応あり
	3	条件が整えば誤嚥は減り、摂食訓練が可能
Ⅱ 中等症 **経口と補助栄養**	4	楽しみとしての摂食は可能
	5	一部（1～2食）経口摂取
	6	3食経口摂取プラス補助栄養
Ⅲ 軽症 **経口のみ**	7	嚥下食で、3食とも経口摂取
	8	特別に嚥下しにくい食品を除き、3食経口摂取
	9	常食の経口摂食可能、臨床的観察と指導を要する
Ⅳ 正常	10	正常の摂食・嚥下能力

(藤島，1993)

才藤栄一，植田耕一郎監修，出江紳一，鎌倉やよい，熊倉勇美，他編：摂食・嚥下リハビリテーション 第3版．医歯薬出版，東京，2016：181．より引用

表3 摂食状況のレベル

経口摂取なし	1	嚥下訓練を行っていない
	2	食物を用いない嚥下訓練を行っている
	3	ごく少量の食物を用いた嚥下訓練を行っている
経口摂取と **代替栄養**	4	1食分未満（楽しみレベル）の嚥下食を経口摂取しているが、代替栄養が主体
	5	1～2食の嚥下食を経口摂取しているが、代替栄養が主体
	6	3食の嚥下食経口摂取が主体で、不足分の代替栄養を行っている
経口摂取のみ	7	3食の嚥下食を経口摂取している。代替栄養は行っていない
	8	特別に食べにくいものを除いて、3食を経口摂取している
	9	食物の制限はなく、3食を経口摂取している
	10	摂食嚥下障害に関する問題なし（正常）

(藤島，他，2006)

才藤栄一，植田耕一郎監修，出江紳一，鎌倉やよい，熊倉勇美，他編：摂食・嚥下リハビリテーション 第3版．医歯薬出版，東京，2016：181．より引用

Part 4

摂食嚥下障害への介入方法

Part 4 摂食嚥下障害への介入方法

口腔ケア

口腔アセスメントの方法

1 | 口腔ケアの効果

1 誤嚥した場合の侵襲を減らす効果
- 口腔ケアによって唾液中の細菌数を減らすことができる。
- 誤嚥したときでも、誤嚥性肺炎の重症化を軽減できる。
- 歯周病がある場合は、誤嚥性肺炎の発症リスクが4倍にもなるとされている。

2 口の動きをよくする効果
- 口腔内の垢ともいわれる「剥離上皮膜」は通常では唾液嚥下や食事とともに洗い流されるが、経口摂取が減ると汚れとして停滞する。
- 口腔内が汚れで覆われると食べ物が入ってきた感覚がわかりにくく舌可動域にも大きく変化を与え、本来持っている「口の動き」を引き出せなくなってしまう。
- 口腔ケアで汚れを除去できれば口の動きがよくなることにつながる。

3 嚥下反射・咳反射への働きかけ
- サブスタンスPは、咽頭や気管に分泌し、嚥下反射と咳反射を正常に保つ役割を果たしている。
- 不顕性誤嚥を有する者は、サブスタンスPが低下していることが多い。
- 口腔ケアによって口腔を刺激することによってサブスタンスPが増加することがわかっている。

2 | 口腔ケアを始める前に確認すること

1 自歯の有無（残根の有無も確認する）

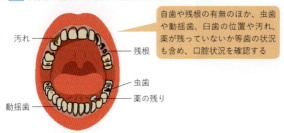

自歯や残根の有無のほか、虫歯や動揺歯、臼歯の位置や汚れ、薬が残っていないか等歯の状況も含め、口腔状況を確認する

汚れ / 残根 / 虫歯 / 薬の残り / 動揺歯

2 義歯の有無、使用状況

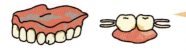

義歯の使用状況を確認する
・割れていないか、汚れがどこについているか、カビが生えていないか、歯石がついていないか、など

- 臼歯（奥歯）があるかどうかも合わせて確認する。臼歯は食物をすりつぶすだけでなく、飲み込みのときに顎の位置が安定するため嚥下にも影響する。
- 合わない義歯を入れて食べると、頬や舌が義歯を支えることに意識が働くため、食塊形成や嚥下に影響を及ぼす。義歯が食事のときに使用できるかどうかを確認する。

3 舌の状態

- 舌の色、舌苔の有無、汚れや食べ物の付着している場所を確認する（図1）。

図1　舌の麻痺がある側に食物が溜まる

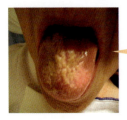

どこに汚れや食べ物がついているかで、動きが弱いところが口腔ケアを通して予測できる

4 歯科治療の必要性の有無

- 以下の場合は食事摂取に影響を与えるため、歯科依頼を検討する。
  - 動揺歯がある
  - 痛みがある
  - 義歯に傷やひびがあり、装着すると痛みがある
  - 開口すると義歯が落ちる、咀嚼すると義歯が動くなどの不適合所見がある
  - 鉤歯となる歯が抜けてしまったまま使用している

5 含嗽ができるか

- 嚥下障害のある患者の含嗽をとろみ水で実施する場合があるが、とろみ剤が口腔内に残存し水分が抜けた後に、膜を形成する原因となりえる。含嗽後に拭き取りを実施することを推奨する。
- 含嗽には、含みうがい（口に含んで吐き出す）、ブクブクうがい、ガラガラうがいの3種類があり、ガラガラうがいが最も高度な動きで誤嚥を誘発しやすい。どのうがいまでできるかを確認し、スタッフ間で共有する。

6 歯磨剤（歯磨き粉）を使用して、増えた唾液等の保持・吐き出しが可能か

- 歯磨剤は、発泡により口腔内で増えた泡や唾液の保持が必要となる。
- うまく含嗽できない場合、口腔内に歯磨剤が残ることで吸湿作用によって口腔内の乾燥が助長される。
- ブクブクうがいができない場合は口腔内に残留しやすいため、使用を控えたほうがよい。

7 口腔ケア用具の整備

- 持参のケア用具を確認し、患者の口腔状況に合っているか確認する。ケア用具の数は、多すぎないほうがスタッフ間でのケア方法が統一され定着しやすい。

❶歯ブラシ
- 自歯が1本でもあれば、必ず歯ブラシを使ってブラッシングを行う。固めの歯ブラシは口腔内に傷をつけることになるため、やわらかめのものを用意する。介助で口腔ケアを実施する場合は、ヘッドが小さめでナイロン毛のものが乾きやすくてよい。

❷スポンジブラシ
- 易出血性や潰瘍形成がある、あるいは粘膜菲薄等の症状がある場合は、スポンジのきめが細かく粘膜への刺激が少ないものを選択する。

❸歯磨剤
- 前項参照。

❹口腔保湿剤
- 口腔乾燥が強い場合には、使用を検討する。

❺その他
- 不織布または口腔ケア用ウェットティッシュ、コップ、手袋、ワンタフトブラシ、デンタルフロス等。

8 口腔ケアの問題点

- 問題点として、衛生状態を保てない原因は何か、どの部位に注意してケアを実施するかなどを明確にする。
- 口腔状態としては口腔乾燥や出血傾向、ケア上の問題としては開口してくれない、噛んでしまう、酸素化が悪くケアに時間がかけられないなどのことが発生する。

3 アセスメントツールの活用

- 口腔内の問題を明確化するためにアセスメントツールを用いると評価項目が標準化され、重症度が数値化でき、全体像を把握しやすい。
- 多職種で実践しやすい写真付きのツールとして、OHAT-J（**図2**）やOAG（**図3**）などがある。評点に合わせたプロトコールもあるため、ケア実施回数の標準化等は行いやすい。

（天満美樹）

図2 Oral Health Assessment Tool 日本語版（OHAT-J）

ORAL HEALTH ASSESSMENT TOOL 日本語版（OHAT-J）				
項目		0＝健全		
口唇	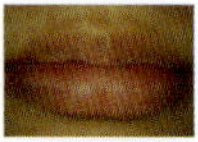	正常、湿潤、ピンク	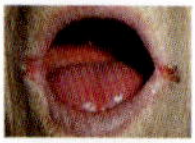	
舌	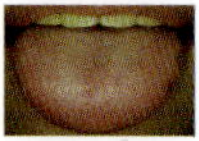	正常、湿潤、ピンク	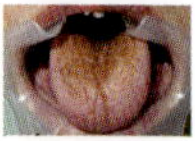	
歯肉・粘膜	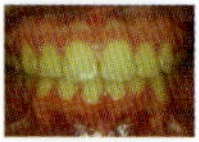	正常、湿潤、ピンク	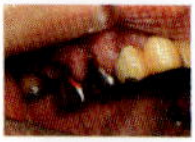	
唾液	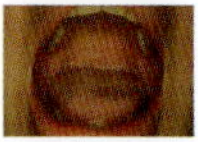	湿潤、漿液性	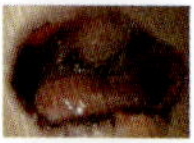	
残存歯 □有　□無	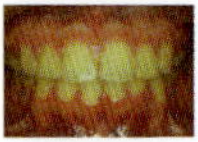	歯・歯根の う蝕または破折なし	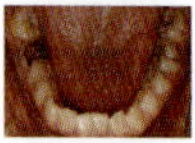	
義歯 □有　□無	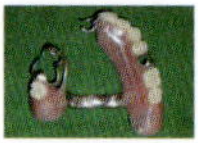	正常 義歯、人工歯の破折なし 普通に装着できる状態	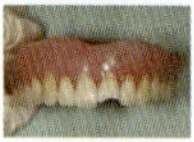	
口腔清掃	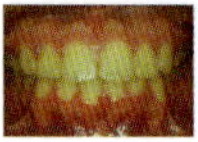	口腔清掃状態良好 食渣、歯石、プラークなし	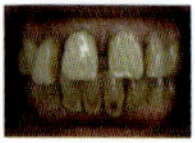	
歯痛	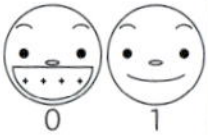	疼痛を示す 言動的、身体的な兆候なし	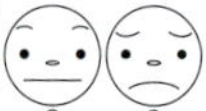	
歯科受診（　要　・　不要　）　　　　　　再評価予定日　　/　　/				

Japanese Translation: Koichiro Matsuo permitted by The Iowa Geriatric Education Center
avairable for download: https://www.ohcw-tmd.com/research/

		(Chalmers JM, 2005; 松尾, 2016)	
ID： 氏名：		評価日： / /	
1＝やや不良		2＝病的	スコア
乾燥、ひび割れ、口角の発赤		腫脹や腫瘤、 赤色斑、白色斑、潰瘍性出血、 口角からの出血、潰瘍	
不整、亀裂、発赤、舌苔付着		赤色斑、白色斑、潰瘍、腫脹	
乾燥、光沢、粗造、発赤 部分的な（1～6歯分）腫脹 義歯下の一部潰瘍		腫脹、出血（7歯分以上） 歯の動揺、潰瘍 白色斑、発赤、圧痛	
乾燥、べたつく粘膜、 少量の唾液 口渇感若干あり		赤く干からびた状態 唾液はほぼなし、粘性の高い唾液 口渇感あり	
3本以下の う蝕、歯の破折、残根、 咬耗		4本以上のう蝕、歯の破折、残根 非常に強い咬耗 義歯使用なしで3本以下の残存歯	
1部位の義歯、人工歯の破折 毎日1～2時間の装着のみ可能		2部位以上の義歯、人工歯の破折 義歯紛失、義歯不適のため未装着 義歯接着剤が必要	
1～2部位に 食渣、歯石、プラークあり 若干口臭あり		多くの部位に 食渣、歯石、プラークあり 強い口臭あり	
疼痛を示す言動的な兆候あり： 顔を引きつらせる、口唇を噛む 食事しない、攻撃的になる		疼痛を示す身体的な兆候あり： 頬、歯肉の腫脹、歯の破折、潰瘍 歯肉下膿瘍。言動的な徴候もあり	
		合計	

日本語版作成：東京医科歯科大学大学院地域・福祉口腔機能管理学分野教授　松尾浩一郎
https://www.ohcw-tmd.com/research/ohat.html

図3 Oral Assessment Guide（Eilers口腔アセスメントガイド（OAG））

項目	アセスメントの手段	診査方法	1	
声	●聴く	●患者と会話する	正常	
嚥下	●観察	●嚥下をしてもらう 咽頭反射テストのために舌圧子を舌の奥のほうにやさしく当て押し下げる	正常な嚥下	
口唇	●視診 ●触診	●組織を観察し、触ってみる	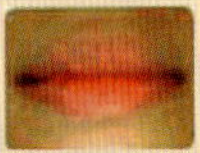	滑らかで、ピンク色で、潤いがある
舌	●視診 ●触診	●組織に触り、状態を観察する	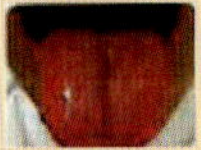	ピンク色で、潤いがあり、乳頭が明瞭
唾液	●舌圧子	●舌圧子を口腔内に入れ、舌の中心部分と口腔底に触れる	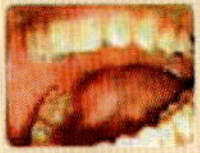	水っぽくサラサラしている
粘膜	●視診	●組織の状態を観察する	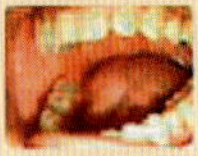	ピンク色で、潤いがある
歯肉	●視診 ●舌圧子	●舌圧子や綿棒の先端でやさしく組織を押す	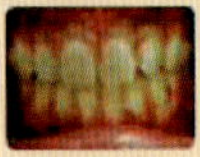	ピンク色で、スティップリングがある（ひきしまっている）
歯と義歯	●視診	●歯の状態、または義歯の接触部分を観察する	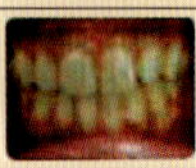	清潔で、残渣がない

監修：東京医科大学病院歯科口腔外科・主任教授 近津大地／札幌市立大学看護学部・准教授 村松真澄

＊「or」は、「／」で表現している。

Eilers J, Berger AM, Petersen MC：Development, testing, and application of the oral assessment guide. Oncol Nurs Forum 1988；15（3）：325-330.

村松真澄：Eilers口腔アセスメントガイドと口腔ケアプロトコール. 看護技術 2012；58（1）：13. より引用

状態とスコア		
	2	**3**
	低い／かすれている	会話が困難／痛みを伴う
	嚥下時に痛みがある／嚥下が困難	嚥下ができない
	乾燥している／ひび割れている	潰瘍がある／出血している
	舌苔がある／乳頭が消失しテカリがある。発赤を伴うこともある	水疱がある／ひび割れている
	粘性がある／ネバネバしている	唾液が見られない（乾燥している）
	発赤がある／被膜に覆われている（白みがかっている）。潰瘍はない	潰瘍があり、出血を伴うこともある
	浮腫があり、発赤を伴うこともある	自然出血がある／押すと出血する
	部分的に歯垢や残渣がある（歯がある場合、歯間など）	歯肉辺縁や義歯接触部全体に歯垢や残渣がある

Part 4 摂食嚥下障害への介入方法

Part 4 摂食嚥下障害への介入方法
口腔ケア

口腔ケアの具体的な進め方

1 | ケアを始める前に

1 不快感が出やすいところに注意し、ケアの順番を考慮する

- 口腔内の上唇小帯・下唇小帯・頬小帯はケアの際に引っかけると痛みが出やすくなる。前口蓋弓や舌根部は嘔吐反射が出やすいため不快感が生じやすい。
- 口腔は上側から介入されると不快を呈しやすいため、下口唇・下顎からアプローチする。
- ケア時に不快感が出やすい場所を**図1**に示す。開口させる際に、口角を横に広げると痛みが出るため、頬を広げる（**図2**）。

図1　ケア時に不快感が出やすい場所

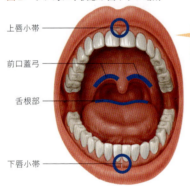

上唇小帯
前口蓋弓
舌根部
下唇小帯

ケア介入時は
下口唇や下顎から
アプローチする

図2 開口のさせ方：正しい方法と誤った方法

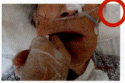
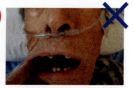

口角を引っ張らず、頬粘膜部分を広げるように、示指を歯列と頬の間に沿って挿入する。奥を広げると頬が盛り上がる。

口角を引っ張ると痛みが出やすく、乾燥が強い人が多いため、口角裂傷につながる。

2 必ず唾液嚥下の時間を作る

- 口腔ケア施行中に噛まれてしまう場合の多くは、口腔ケアで増えた唾液を飲みたいという患者の自然な動きであることが多い。
- 細菌が増えた唾液を誤嚥しないためにも、ケア中に唾液嚥下を促し、閉口させる時間を意図的に作ることが重要である。

3 口腔保湿剤の使い方

- ケア後に口腔保湿剤を塗布するときには薄く塗る。必ず一度手背に出して伸ばしやすくすることが大切である。
- 保湿剤は口腔内に浸透すると水が抜けて膜状の塊になり、口腔内に残存することも多く、塗布し過ぎると次のケアの負担が増えてしまう。

2 | 実際のケア

- 口腔乾燥が強く、ベッド上で含嗽ができない方を想定し、特別なものを使わず基礎訓練の要素も含めたケア方法を紹介する。

1 必要物品を準備する

- 手袋、歯ブラシ、コップ、水、スポンジブラシ、不織布（もしくは口腔ケア用ウェットシート）、口腔保湿剤、等を準備する。

2 姿勢の調整

- 口腔ケアによって細菌を多く含んだ汚染物質を含む唾液となるため、誤嚥しないように姿勢調整を行う（**図3**）。

図3　口腔ケア時の姿勢調整

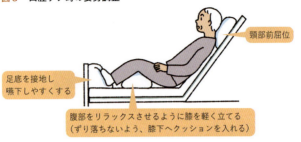

- 頸部前屈位
- 足底を接地し嚥下しやすくする
- 腹部をリラックスさせるように膝を軽く立てる（ずり落ちないよう、膝下へクッションを入れる）

3 口唇・口角を保湿する（足りない水分を補給する保湿）

- 乾燥すると、開口に伴う口唇や口角の裂傷を起こしやすいため、図4のような方法で保湿を行う。
- いずれも水がしたたり落ちないように注意し、下口唇外側→口角→下口唇内側→上口唇外側の順で実施する。
- 保湿の際は触れるだけで、汚れを取ろうと左右に擦ったりしない。

図4　口唇・口角の保湿

指を使った方法

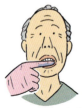

水に潜らせたグローブの指を口唇にのせる。

不織布もしくは口腔ケア用ウェットシートを用いた方法

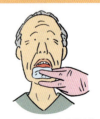

不織布やウェットシートを厚く指に巻くと痛みを伴うため薄く巻く。最初は外側に当てるが、少し湿潤してきたら口唇を覆うようにする方法でもよい。指に巻いたまま当てる方法と、広げて覆う方法がある。

4 口腔内の乾燥している部分の保湿を行う

- 口蓋・頬粘膜・舌の乾燥している部分を、「不織布を湿らせて当てる」か「スポンジブラシを湿らせる」かのいずれかの方法で足りない水分の補充を行う。
- その後、保湿剤を塗布することで、浸透が早く軟化しやすくなる。
- 保湿剤を塗布後、湿潤されるまで10分程度かかることを念頭におく。

5 歯のブラッシング

- 歯ブラシは歯と歯の境目に当て、毛先が広がらない程度の軽い力で、小刻みに小さく動かす。
- 歯ブラシを行う位置が小唾液腺の分布に沿っており（図5）、刺激が入ることで唾液分泌を促すことができる。
- ケアの原則は、上から下、奥から手前であるが、上から実施することで拒否が強くなる場合は、その人に合わせて実施順を調整する。

6 口腔粘膜の清拭

- スポンジブラシを用いて、頬・口蓋を口腔内奥側から手前方向へ絡め取るように除去する（図6）。

図5 **小唾液腺の分布**

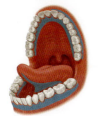

■ 小唾液腺マッサージを行いやすい部分
（歯ブラシの当たる部位）

図6 **口腔粘膜の清掃部位と方法**

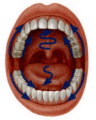

→ スポンジブラシを動かす方向

7 舌ケア

- スポンジブラシを用いて舌後方から手前方向へ清拭する。力を入れすぎると味蕾が傷ついたり、嘔吐反射を誘発し不快感につながりやすい。

8 不織布もしくは口腔ケア用ウェットシートで拭き取り
- 拭き取りは、注水洗浄・スポンジブラシによる拭き取りの中で最も細菌数を少なくできる。
- 拭き取りに一工夫加えることが、拡散した細菌を減少させることにつながる。

9 口腔保湿剤を薄く塗布する
- 乾燥が強いからといって保湿剤をたくさん塗ると膜状になるため、必ず薄く塗布する。

10 吸引の実施
- 口腔が乾燥している場合、咽喉頭も乾燥した膜が貼り付いていることが多い。湿潤により軟化するため、吸引による回収を行うとよい。

(天満美樹)

COLUMN
保湿とは

　保湿とは、①足りない水分を補給し潤いを与える、②潤った口腔の蒸発を防ぐことをいう。
　口腔保湿剤は、水を基剤としグリセリンやソルビトール等が配合されたもので、スプレー状・ジェル状・洗口液タイプがあり、浸透圧で水分を移行させる。
　一方、ワセリンは天然石油由来の油脂性軟膏で、簡単にいうと水が一切入っていない油の塊である。蒸発を防ぐことはできても、潤いを与えることはできず、べたつきも強いため、かえって汚れがつきやすくなる。それらの果たす役割が違うことを踏まえて、うまく活用したい。

(天満美樹)

Part 4 摂食嚥下障害への介入方法

間接訓練

間接訓練の概要

1 | 間接訓練とは

- 嚥下訓練には「間接訓練」と「直接訓練」があり、間接訓練は食物を使用しない嚥下訓練のことである。
- 食物を使用して嚥下のプロセスすべての訓練を行う直接訓練に対し、間接訓練は、「咀嚼する」「咽頭に送り込む」など嚥下機能の一部に焦点を当てて行う。

2 | 間接訓練の目的

- 嚥下に関連する器官の運動を促したり刺激したりすることで、各器官の機能や感覚の改善・維持を図り嚥下機能の改善を目指す。

3 | 間接訓練の条件

- 間接訓練は食物を使用しないため、直接訓練に比べると誤嚥・窒息のリスクが少ない。
- 直接訓練と同じように、バイタルサインが安定していることやリスク管理が必要とされる（**表1**）。
- 間接訓練の実施者は各訓練の標的がどこにあるのかを正しく理解し、選択できる能力が必要となる。同様に、対象者自身がある程度訓練の内容を理解できることが望ましい。

表1 間接訓練の条件

対象	実施者
重篤な病態がない	問題となる器官を発見できる
バイタルサインが安定している	問題に合わせた訓練を選択できる
ある程度訓練の内容が理解できる	リスク管理ができている

4 | 訓練の進め方

- 訓練の進め方を**図1**に示す。訓練内容の選択は必ず評価をもとに行う。
- 訓練開始後も定期的に機能の再評価を行い、適宜訓練の内容や強度を見直し目標達成を目指す。

図1　訓練の進め方

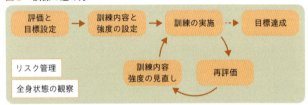

5 | 間接訓練には評価が必須

- 間接訓練は、強化したいところに焦点を当てて行う嚥下訓練であるため、嚥下に関連する動作のどこに問題が生じているのか見つける必要がある。
- 問題が生じている動作の発見は特別な器材を用いなくても、食事をしている場面や日常生活の様子からも観察が可能である。
- 「むせているから嚥下障害がある」ではなく、「何が問題で症状が出ているのだろう」という視点で観察を行うことが大切である。
- 十分な観察をしないで間接訓練を行うことは、対象に不要な負担をかけるだけでなく、嚥下機能の改善にもつながらない。
- 症状から予測される問題と適応となる訓練について**表2**に示す。

6 | 目標設定

- 目標は達成可能で具体的なものとし、短期目標と長期目標を設ける。
- 短期目標を設定することで達成感が得られ、本人の訓練意欲と訓練を介助するスタッフの意欲を同時に維持することができる。
- 長期目標は対象が望む状態を確認しつつ、達成可能なレベルに調整して設定する。
- 先に長期目標を設定し、そのために必要なゴールを細分化して短期目標とする（**図2**）。

表2 障害部位の抽出

	観察される症状	予測される問題	訓練内容
準備期 口腔期	流涎、口からこぼれる パ行・マ行の聞き取りにくさ 頬のふくらましができない	口唇を閉じる力が弱い	A
準備期 口腔期	挺舌ができない 言葉が不明瞭 口腔内に残る 咀嚼に時間がかかる 水分でむせやすい	舌の動きが悪い 頬の動きが悪い 歯牙欠損や義歯不適合 口腔器官の感覚障害 口腔器官の協調性が悪い	A、B、 C、D、 H
咽頭期	鼻に抜ける発声 食事中の鼻水	軟口蓋の挙上が不十分	E
咽頭期	むせ 痰が絡んだような音、声 嚥下を繰り返す	咽頭で食塊を送り込む力が弱い 喉頭の挙上が不足し喉頭蓋の倒れ込みが悪い 食道の入り口の開きが悪い 嚥下反射がすぐに起こらない 咽頭・喉頭の感覚障害	D、F、G H

A：口唇・頬の訓練、B：舌の訓練、C：咀嚼訓練、D：K-point訓練、E：軟口蓋の訓練、F：開口訓練、G：嚥下おでこ体操、H：アイスマッサージ
(各訓練内容は、p.67～76で詳述)

図2 目標の立て方

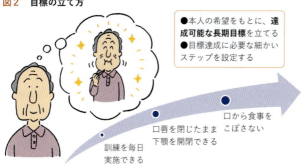

- 本人の希望をもとに、**達成可能な長期目標**を立てる
- 目標達成に必要な細かいステップを設定する

訓練を毎日実施できる
口唇を閉じたまま下顎を開閉できる
口から食事をこぼさない

7 | 訓練の強度の調整

- 間接訓練は、筋力増強のためにある程度負荷をかける必要がある。
- 少し疲労を感じる程度の強度、回数で訓練を開始し、慣れて訓練が楽に実施できるようになったら改めて少し疲労を感じる程度の強度、回数に調整をする。

8 | 訓練を実施するタイミング

- 間接訓練は食物を使用しない訓練であるため、訓練のタイミングは本人の体調に合わせて計画を立てる。
- 具体的には、本人の覚醒がよいタイミングや、反対に生活リズムをつけるために決まった時間を設けるなどである。
- 訓練内容によっては即効性を期待できるものもあり、経口摂取をしている対象であれば食前に行うとよい。

9 | 自動運動と他動運動

- 間接訓練は嚥下関連筋に対する筋力トレーニングであるため、本人が意識をしてその部位を動かす必要がある（自動運動）。
- 自動運動が困難な場合は同様の運動を介助者により行い、標的となる筋群を刺激する（他動運動）。

10 | 訓練意欲を維持する工夫

- 訓練意欲を持続させるため、定期的に訓練の効果を本人にフィードバックしたり、訓練の中に楽しみを見つけるなどやりがいを感じられるようにする。
- 日常生活動作の中に訓練に似た運動を取り入れたり、応用したレクリエーションを行うなどの工夫を行う。

（松田朋子）

Part 4 摂食嚥下障害への介入方法

間接訓練

準備期・口腔期の間接訓練

- 準備期・口腔期は食物を口に取り込み、咀嚼により嚥下しやすい形態にして咽頭に送り込む時期である。
- 訓練の標的は口唇や頬、舌、下顎となる。各器官の運動だけでなく、これらが協調的に働く必要がある。

1 | 訓練時の注意点

- 刺激により唾液の分泌が増加しやすいため、事前に口腔ケアを行い、吸引やティッシュなどを用意しておく。
- 口唇や口腔内が乾燥していると、疼痛を感じたり、出血する原因となるため、必ず保湿をした状態で実施する。
- 口腔内を刺激するときは、嘔吐反射の有無を確認し、嘔吐反射や拒否がある場合は無理に行わない。
- 噛まれる恐れがある場合は直接指を口腔内に入れない。
- 感染対策を行う。

2 | 準備期・口腔期の訓練の実際

A 口唇・頬の訓練

- 目的:食物を捉える力を改善する。筋緊張を和らげる。
- 必要物品:水の入ったコップ、温かいおしぼり。
- 方法
  ①温かいおしぼりを顎から頬にかけて当て、軽くマッサージする(**図A-1**)。
  ②口唇の周りを軽くつまむようにしてストレッチする(**図A-2**)。
  ③母指と示指を使用し、口腔内から軽く押し広げるようにして口唇、頬をストレッチする(**図A-3**)。
  ④「ウ」「イ」の形に口唇をすぼめたり横に引き伸ばしてもらう(10回)(**図A-4**)。
  ⑤「ウ」の形のまま、口唇を左右に動かしてもらう(5往復)(**図A-5**)。
  ⑥「ウ」の形のまま口唇を保持してもらう(20秒)。
  ⑦「パッパッパッパッパッパ」と発声してもらう。

⑧④~⑦を3回繰り返す（自動運動が困難な場合は③、④を繰り返す）。
⑨①~⑧を1セットとし、1日に3セット行う。

- 強化した方法
  - ストローなどを口唇に挟み保持をする（太→細、軽→重で負荷の増大が可能）（**図A-6**）。
- 日常生活への応用や工夫
  - 顔拭きや口腔ケアのタイミングで実施する（**図A-7**）。
  - 男性の場合、髭剃りのときに自然と起こる口唇周りの動きを利用する。
  - 女性の場合、リップクリームを塗ると自然に行えることがある。

図A-1

外に向かって円を描くように頬をマッサージする

注意
タオルで皮膚を擦ると不快なため、頬を軽く圧迫して頬が動く範囲でマッサージする

図A-2

つまむ場所を少しずつずらしながら口唇を1周する

図A-3

口腔内から軽く押し広げるようにして、口唇と頬をストレッチする

注意
出血の原因となるため、口唇が保湿されていることを確認してから行う。苦痛を感じない程度に引き伸ばす

図A-4

自分で行えない場合は口角に指を添えて同様の運動を促す

図A-5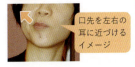
口先を左右の耳に近づけるイメージ

図A-6
ストローや箸を使用することで強化できる

応用
意識的に口唇閉鎖ができない場合でも、ストローを使用することで自然と口唇閉鎖ができる場合がある

図A-7
ブクブクうがいも有効
誤嚥リスクがある場合は、空気でブクブクうがいのまねをするとよい

B 舌の訓練
- 目的：食塊形成をしやすくする。発語が明瞭になる。
- 必要物品：水の入ったコップ、ガーゼ。
- 方法
  ①示指に水をつけ、軽く押すようにして舌全体をマッサージする。
  ②湿らせたガーゼで舌を持ち、軽く引っ張るようにして前方、左右へ引き出す（**図B-1**・**図B-2**）。
  ③舌をできるだけ突き出してもらい、前後、上下、左右に動かしてもらう（**図B-3**）。
  ④口唇を右回り、左回りで舐めてもらう。
  ⑤「タカ、タカ、タカ、タカ、タカ」と発声してもらう（**図B-4**）。
  ⑥③〜⑤を3回繰り返してもらう（自動運動が困難な場合は①、②を繰り返す）。
  ⑦①〜⑤を1セットとし、1日3セット行う。
- 注意点
  ・指や自身の舌を噛んでしまう危険がある場合は無理に行わず、シリコン製のスプーンなど口腔内を傷つけないもので舌全体をマッサージする。
- 強化した方法
  ・スプーンや指を使用し、押し返し運動を行う（**図B-5**）。

- 日常生活への応用や工夫
  - 口腔ケア時にマッサージをする。しっかり挺舌して舌ブラシをかける。
  - 朗読や歌を歌う（発語の機会を増やす）。

図B-1

両手で舌先をつかみ、軽く引き出す

注意
ガーゼが乾燥していると舌に付着し不快なため、濡らしてから絞ったガーゼを使用する

図B-2

指で支える

下方に引くと舌小帯が歯に当たり疼痛が生じるため、前方に引き出すようにする
下方に行かないように指を下顎に当てておくと安定しやすい

図B-3

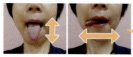

舌を思いきり出して、できるだけ引っ込めるように説明する
口唇を指で刺激して、「ここを舐めてください」と伝えると誘導しやすい

図B-4

タ行、カ行を発声することで舌の先と奥の運動を促すことができる

図B-5

C 咀嚼訓練

- 目的：咀嚼力を高める。口唇・頬・舌・下顎の協調性を高める。
- 必要物品：ガーゼ。
- 方法
  ①下顎を上下、左右、前後に動かしてもらう（**図C-1**）。
  ②細長く折りたたんだガーゼの片端を持ちながら、反対側を口腔内に含んでもらう（**図C-2**）。
  ③咀嚼しながらガーゼを左右の臼歯に交互に移動させるよう説明する（**図C-3**）。
- 注意点
  ・唾液の分泌が増えるため、適宜嚥下してもらうか、嚥下が困難であれば吸引等で処理する。
- 日常生活への応用や工夫
  ・ガーゼの代わりにスルメ（嚙み切れない棒状のもの）などを使用する。

図C-1

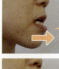

それぞれを4～5回繰り返す
咀嚼は下顎が自由に動くことが大切

図C-2

臼歯で噛めるよう、しっかり口に含んでもらう

図C-3

ガーゼは引っ張らずにゆとりをもたせて持つようにし、舌や口唇、咀嚼の運動だけで左右に移動させる

D K-point 刺激

- 目的：K-pointを刺激することで開口→咀嚼様運動→嚥下反射の一連の動作を誘発する。
- 必要物品：Kスプーンまたは似た形態のもの（**図D-1**）。
- 方法
  ①頬の内壁に沿ってスプーンの柄を臼後三角まで滑り込ませる（**図D-2**）。
  ②口角に到達したら、粘膜に沿ってさらに少し奥に進める（**図D-3**）。
  ③到達したポイント（K-point）をスプーンの柄で軽く押さえる。
  ④押さえている間、開口状態となる。
  ⑤押さえを外し、素早くスプーンを引き抜き咀嚼様運動→嚥下反射が誘発されるのを待つ。
- 注意点
  ・仮性球麻痺による異常反射であり、すべての対象に有効ではない。
  ・仮性球麻痺と診断されなくても有効であることがあるため、左右のポイントを刺激して有効であるか反応をみる。

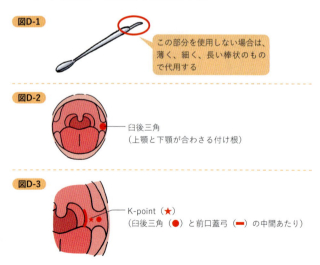

図D-1 この部分を使用しない場合は、薄く、細く、長い棒状のもので代用する

図D-2 臼後三角（上顎と下顎が合わさる付け根）

図D-3 K-point（★）（臼後三角（●）と前口蓋弓（▬）の中間あたり）

（松田朋子）

Part 4 摂食嚥下障害への介入方法
間接訓練

咽頭期の間接訓練

- 咽頭期は送り込まれた食塊を鼻腔や気管に流入させることなく食道に送り込む時期である。
- 軟口蓋の挙上や咽頭の収縮、喉頭の挙上、気道防御が必要となる。訓練の標的となる器官は軟口蓋、咽頭、喉頭となる。

A 軟口蓋の訓練（ブローイング）

- 目的：軟口蓋の挙上により鼻腔への流入を軽減する。嚥下圧がかかることで嚥下後の咽頭残留を減らす。
- 必要物品：コップ、水、ストロー。
- 方法
  ① コップに水を入れ、ストローをさす。
  ② ストローに息を吹いてブクブクと泡を出すように伝え、吹いてもらう（練習）。
  ③ 泡を出せたら、水の量を調整して本人が吹けるぎりぎりの水の量とする。
  ④ ゆっくり、できるだけ長く泡を出し続けるようにストローで息を吹く（呼吸を整えながら10回）（図A-1）。
  ⑤ 1日に3セット行う。
- 強化した方法
  ・水の量を増やす。
- 日常生活への応用や工夫
  ・巻き笛を吹く、シャボン玉を吹く、鏡で軟口蓋の動きを確認しながら「ア、ア、ア」と言う。

図A-1

注意
水を使用するため、飲水リスクがある場合は避ける

強く吹くのではなく、できるだけ長く吹くように説明する

B 開口訓練

- 目的：舌骨の挙上に必要な筋群を強化することで嚥下をしやすくする。
- 方法
  ① 座位、または臥位で安定した姿勢をとる。
  ② 最大限に開口してもらう。
  ③ 顎先〜舌骨にかけて緊張があることを確認する（**図B-1**）。
  ④ 緊張がある状態で10秒維持してもらう。
  ⑤ 10秒休憩する。
  ⑥ ②〜⑤を5回繰り返し、1日2セット行う。
- 注意点
  ・顎関節症、顎関節脱臼がある場合は実施を避ける。
- 強化した方法
  ・顎を固定した状態で開口努力をしてもらう（**図B-2**）。

図B-1

顎の下を軽く触って、顎の下から甲状軟骨上端にかけて力が入っていることを確認する（━）

図B-2

テーブルに肘をついて手のひらに顎をのせる
できるだけ頭が上がらないように顎で手のひらを押すイメージで開口努力をする

C 嚥下おでこ体操

- 目的：喉頭挙上に必要な筋群を鍛えることで食道入口部の開大、咽頭残留の軽減を図る。
- 方法
  ① 座位になる。
  ② 介助者は患者の額に手を当て、患者の後方に向けて抵抗を加える（1人で行う場合はテーブルに肘をつき、手のひらに額をのせる）（**図C-1**）。
  ③ 患者は抵抗に打ち勝つよう自分のへそをのぞき込むイメージで頭部を前屈させる（**図C-2**）。

④10秒間維持する。
　⑤ゆっくりと10回前屈を反復させる。
　⑥③〜⑤を1セットとし、1日4セット行う。
● 注意点
　・負荷の大きい訓練となるため、持続時間や回数は対象の体力やバイタルサインに合わせて強度を調整する。
　・頸椎症などがある場合には、医師に確認をして実施する。

図C-1

自身で行う場合

後方に向かって押すことを伝える
座位が不安定な場合は、背もたれに背中をつけておく

図C-2

臍をのぞき込む、二重顎をつくるようなイメージで下を向くように伝える

注意
上体全体で抵抗するのではなく、頸部前方に力が入るようにする
息を止めないようにする

D　喉のアイスマッサージ

● 目的：口腔の奥や咽頭を刺激することで感受性を高め、嚥下反射を誘発させる。
● 必要物品：凍らせた口腔ケア用綿棒、水の入ったコップ（**図D-1**）。
● 方法
　①あらかじめ口腔ケア用綿棒を水で浸し、冷凍庫で凍らせておく。
　②口腔ケアと痰の除去を済ませておく。
　③口腔ケア時に前口蓋弓や咽頭後壁に軽く触れて嘔吐反射がないことを確認する。
　④凍らせた口腔ケア用綿棒に水をつけ、前口蓋弓をカーブに沿って2〜3回軽く擦る（**図D-2**）。
　⑤水をつけ直しながら、軟口蓋や奥舌、咽頭後壁を擦ったり押したりし

て刺激する（**図D-3**）。
- 注意点
  - 嘔吐リスクがあるため食後に行わない。
  - 嘔吐反射がある場合には行わない。
  - 口腔ケア用綿棒が溶けたら別の凍らせた綿棒を使用する。
  - 適宜綿棒を引き抜き、嚥下をしてもらう（長時間開口状態にしない）。

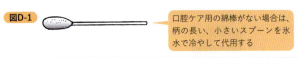

図D-1 口腔ケア用の綿棒がない場合は、柄の長い、小さいスプーンを氷水で冷やして代用する

図D-2 ━の部分を軽くなぞるように刺激する　左右ともに刺激する

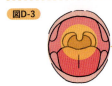

図D-3 ●の部分を中心に繰り返し刺激する　奥舌や咽頭後壁は、特に嘔吐反射が起こりやすいため注意する

（松田朋子）

Part 4 摂食嚥下障害への介入方法
直接訓練

安全に直接訓練を行うための準備

- 直接訓練とは、食物を用いて行う訓練のことである。
- 食形態の目標を定めつつ、患者の嚥下状態に合わせ、より安全に経口摂取できるように訓練を選択していく。
- 食物を用いて訓練するため、全身状態やバイタルサインが安定していることが条件となる。
- しっかり覚醒し、食事に集中できるような環境づくりを行うことも重要である。

1 | 覚醒を促す

- 声かけや日光の刺激、食事前の体操や口腔ケアで覚醒できるような働きかけを行う。
- 睡眠薬の影響で覚醒が不良の場合は、無理に訓練を継続するのではなく、覚醒する時間帯に訓練を行う。睡眠薬の調整を行い、できる限り日中に覚醒できるような働きかけを行う。

2 | 食事に集中できる環境づくり

- 周りに気を取られ食事に集中できなくなる場合があるため、カーテンを閉じ、テレビを消し、個室で対応するなど、患者が落ち着いて集中できる環境をつくる。

3 | 口腔の準備

- 直接訓練前に口腔ケアを行い、口腔内の細菌を減らしておく(器質的口腔ケア)。
- 口腔ケアは、唾液分泌の促進のため、味覚の向上や口腔内の運動改善にもなる(機能的口腔ケア)。

4 | 安定した食事姿勢

- 食事姿勢としては、椅子での座位姿勢や車椅子座位、ティルトリクライ

- ニング車椅子やベッド上などが挙げられる。
- 不適切なポジショニングになると姿勢の崩れや筋緊張により、食欲の低下や誤嚥を起こしやすい状況となる。
- 足底がきちんと接地できているか、骨盤の位置が適切か、上肢が支えられているか、椅子や車椅子、ベッドと体との間に隙間がないかを確認する。隙間があればクッションやバスタオルなどの利用によって基底面を増やし、患者が安楽な姿勢になるようにする（**図1〜3**）。
- 頭部の位置は、軽く前屈した姿勢で顎と胸骨の距離が4横指程度になるようにする。
- 食思を促すためには、食事が見える位置になるよう、机の高さやオーバーテーブルの高さを調節することも重要である。

図1-1 食事時の不適切な車椅子姿勢

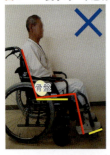

- フットレフトやレッグサポートの角度が大きいと体幹は後方へ傾きやすい。
- また、車椅子の形状は座面が臀部のほうにかけて低く、座面・背面はたわむようにできているため、重心は背面のほうに向かってしまい、食事動作を困難にする。
- このような姿勢は骨盤後傾位となり頭部は伸展しやすく、誤嚥のリスクが高まる。

図1-2 車椅子姿勢での対応

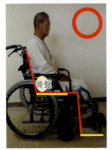

- 足の長さに合わせて膝が垂直になるようフットレフトを調整する。
- フットレフトが調整できない場合は、足を床に着地させる。足が届かない場合は、足台を利用し足底を安定させる。
- 車椅子の背面や座面後方にタオルなどを利用し、骨盤と体幹の安定化を図る（**図2**）。車椅子用のクッションの利用も有効である。
- 食事の際、前腕から肘を支持するにはテーブルを使用するが、車椅子の手すりと肘部分に距離がある場合は肘下にバスタオルやクッションを入れ、上肢の安定化を図る。

図2　車椅子の背面や座面後方へのタオルの利用

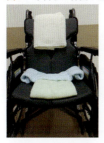
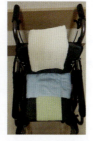

図3　ベッド上姿勢での対応

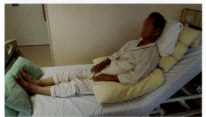

- 患者の臀部の下がベッド可動軸の上になるようにする。
- 足底・両上肢の下にクッションなどを置き、支持面を増やす。
- ギャッジアップ時は足上げを行い、次いで背面を起こす。
- 背抜き、足抜き、腰抜きを行うと身体の圧が軽減される。
- 枕の下にクッションなどを入れ、顎と胸骨間が4横指程度になるよう、頸部の角度を調整する。
- テーブルと腹部の間は握りこぶし程度になるようセッティングする。

5｜スプーンの選択

- スプーンは、横幅がなく小さめで、厚みが少ないものがよく、開口が狭い患者にも使用しやすい（**図4**）。
- 柄は長めで、柄尻の幅は広いほうが持ちやすい。
- スプーンの噛み込みがある患者に対しては、プラスチック製のスプーンは使用しない。

- 金属製のスプーンに過敏な反応を示す場合は、シリコーン製のスプーンなど柔らかい素材のスプーンにする。

図4　スプーンの選択

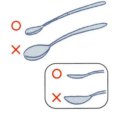

適切なスプーンはカレースプーンに比べて、すくう部分は幅が狭く、厚みが少ない。

6 | 介助する位置

- 介助者が右利きの場合は、患者の右側から介助することが望ましい。
- 患者が食物を正面から捉えることができるように介助を行う。
- 介助者の腕の高さが患者の口より高い位置にあると、患者の顎が上がり誤嚥しやすい姿勢となるため、腕の高さは患者の口より高く上げないようにする（**図5**）。

（久保桂）

図5-1　介助する位置

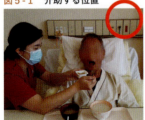

・食事が患者の視界に入るように配置する。
・腕の高さは患者の口より高くならないようにする。
・患者の正面からスプーンが入るように介助する。

図5-2　不適切な介助例

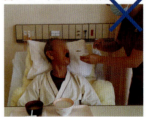

・介助者が右利きの場合、患者の左側から介助すると、患者は左頸部回旋位となってしまう。
・立ったままでの介助では患者の顎は上がってしまい、誤嚥のリスクが高くなる。

Part 4 摂食嚥下障害への介入方法

直接訓練

直接訓練を行うための姿勢

1 | 体幹角度調整

- 体幹角度を調整すると、①食塊を送り込みやすくする、②誤嚥を軽減あるいは防止する、③適切な腹圧を保ち逆流を防止する、ことができる。
- 気管と食道の入り口は隣接しており、かつ同じ高さに位置している。そのため、嚥下のタイミングが合わなかった場合や、食道入口部の開大不全がある場合に誤嚥する恐れがある。
- 体幹を後方に傾けると、気管が上、食道が下の位置になるため、食物は咽頭の後壁を伝って流れ、誤嚥のリスクを減少させることができる。
- 口腔期の嚥下障害があると咽頭への送り込みが困難となる場合があるが、体幹角度を調節することで重力によって食物の送り込みを補助することが可能となる（**図1**）。

図1 嚥下の姿勢

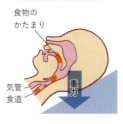

- 統一した角度調整を行うには、角度を計測できるベッドを使用するか、角度計を使用する（**図2**）。
- ベッドに印をつけるなどの工夫を行い、統一した体幹角度の調整を行ってもよい。
- 頭頸部の過伸展や不安定な姿勢により頸部や身体全体の筋肉に緊張が出

て嚥下が不安定になることもあるため、頭頸部の角度や体幹・四肢のポジショニングと組み合わせて調整する。

図2　角度調整を行う

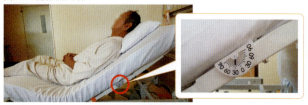

- 体幹角度調整は、適切な腹圧を保ち、逆流を防止する意義もある。
- 高齢になると、健常な横隔膜の張力や胃の噴門部の筋肉の緊張が緩んでいるため、逆流性食道炎になるリスクが上がる。
- リクライニング位では腹圧がかかりにくい姿勢となるが、下肢の屈曲角度によっては腹部を圧迫してしまうため、下肢のポジショニングにも注意が必要である。

2 頸部前屈位

- 頸部を緩やかに前屈させることで、気管の入口の空間を狭くし、誤嚥を防ぐことができる。
- 顎の下から胸骨の間は4横指入る程度が目安となる（**図3**）。
- 枕が低いと頸部が伸展してしまうため、枕の高さが足りない場合は枕を追加するか枕の下にバスタオルを使用するなど工夫し、頸部の位置に注意しながら前屈位をとらせる。

図3　頸部の角度

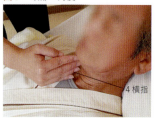

- 枕が高すぎると顎を引き過ぎる体位となって嚥下しにくくなるため患者の体型や骨格に応じて調整を行う必要がある。

3 | 単純顎引き位（頭部屈曲位）

- 頸部前屈位は緩やかに前屈するのに対して、頭部の位置は変えずに顎を引いた姿勢となる。
- 患者の体感として嚥下しづらくなるが、咽頭腔が狭くなるので嚥下圧を上昇させる効果がある。
- 頸部前屈位と単純顎引き位を組み合わせる（前屈顎引き位）こともある。

4 | 頸部回旋（別名；横向き嚥下）

- 頸部回旋にすると、非回旋側の梨状窩は広くなり（**図4**）、食道入口部の静止圧が低下するため食物が梨状窩の広くなった空間を通りやすくなり、誤嚥の防止や咽頭残留の軽減を図ることができる。
- 頭頸部腫瘍患者、咽頭機能に左右差を認め咽頭に食塊残留を認める患者、食道入口部の開大不全を認める患者に対して行う。
- **嚥下前頸部回旋**：嚥下前から頸部を回旋し、非回旋側の梨状窩に食塊を誘導することで誤嚥や咽頭残留を防止する。
- **嚥下後頸部回旋**：嚥下後の咽頭梨状窩の食塊残留を除去するために、非残留側に頸部を回旋し空嚥下を行う。回旋側の肘を見るように指示すると患者には伝わりやすい。

図4　横向き嚥下

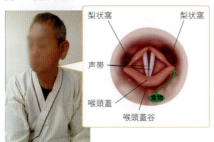

5 | 健側傾斜姿勢（健側を下にした側屈位または傾斜姿勢）

- 口腔・咽頭の感覚機能、運動機能に左右差（健側と患側）のある嚥下障害患者に対して行う。
- 頭頸部を健側に側屈させるか、体幹を健側に傾斜させることによって重力を利用して健側に食塊を送り込む（**図5**）。同時に食塊の流れを遅くし、送り込み操作を容易にすることができる。
- 嚥下障害がきわめて重度の場合は健側を下にした側臥位とする。

図5　側屈位

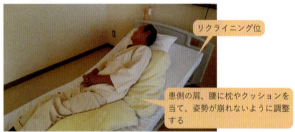

リクライニング位

患側の肩、腰に枕やクッションを当て、姿勢が崩れないように調整する

6 | 一側嚥下（健側を下にした傾斜姿勢と頸部回旋姿勢のコンビネーション）

- 健側傾斜姿勢によって重力を利用し健側に食塊を送り込むと同時に、頸部回旋することによって患側の食物が通る空間を狭くし、健側の空間を拡大することができるため、食道入口部の通過障害を改善させる効果がある（**図6**）。
- 器質的（腫瘍、炎症などによる）嚥下障害、機能的（摂食嚥下器官を動かす筋肉・神経の障害による）嚥下障害の両方に適用することができる。

図6　健側傾斜姿勢

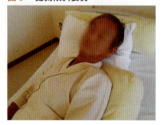

7 | 完全側臥位

- 頭側挙上していない状態で完全な横向きにし、頸部を前屈させた姿勢である（図7）。
- 一側嚥下は咽頭の機能に左右差がある場合に用いるのに対し、完全側臥位は重力を利用し食物を咽頭の側面に流し、喉頭侵入や誤嚥を防ぐことと、食物の咽頭貯留量を増加させることが目的であるため、左右差がない場合にも用いる。
- 完全側臥位では上肢に麻痺がない場合は自力摂取も可能である。

(久保桂)

図7 完全側臥位

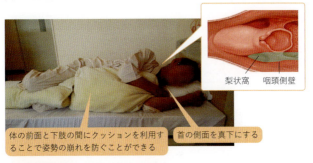

梨状窩　咽頭側壁

体の前面と下肢の間にクッションを利用することで姿勢の崩れを防ぐことができる

首の側面を真下にする

上から見た姿勢

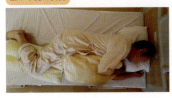

Part 4 摂食嚥下障害への介入方法

直接訓練

直接訓練での食品の選択と介助方法

1 | 食品調整

- 食塊形成や送り込みが困難な患者、咽頭への食塊の残留や嚥下反射の遅れなどにより誤嚥のリスクが高い患者には摂食嚥下しやすい食品に調整する。
- 嚥下食の条件を**表1**に示す。
- 患者の食塊形成能力を確認し、食形態を調整する。

表1

①密度が均一
②適度な粘度があってバラバラになりにくい
③口腔や咽頭を通過するときに変形しやすい
④べたつかず粘膜にくっつきにくい

2 | 一口量の調整

- 一口量が多くなってしまうと、口腔や咽頭への食物残留の増加や誤嚥に至る場合がある。
- 安全かつ効果的に直接訓練や食事介助を実施するためには、口腔内に取り込み咽頭に送り込める量であるか、1回で楽に飲み込める量かの検討が必要である。
- 機能的障害、器質的障害、加齢や臥床の長期化などにより、舌の運動機能が低下している場合や、喉頭を引き上げる筋肉が低下している患者では、食物は梨状窩や食道入口部に残留しやすい状態となっているため、食物の物性と、一口量の調整が必要となる。
- 1回で嚥下できる量は食物の粘度によって異なり、粘稠性が増すと1回に嚥下できる量は低下する。そのため、一口量は介助する食べ物によっても変化させる必要がある。
- 患者の状態や食事の物性によって食物を処理できる量は変化するため、状況に応じて調整していくようにする。

3 | スプーンでの介助

- 食物がまとまった状態で咽頭に送り込まれるためには、スプーンのテクニックが必要である。
- 食物をすくったスプーンを舌の中央に置くとき、スプーンの背部で舌にやや圧を加えると、認知機能が低下している患者は口腔内に意識が向かうため食物を認識しやすくなる。
- 口唇を閉じてもらい、スプーンのくぼみが上口唇の中央に当たるようにやや上方に引き抜く。
- 口唇が閉じる前に上唇に食物を擦り付けるように引き抜くと頸部が後屈した姿勢になり、気管が開いて誤嚥しやすくなったり、開口したまま食物が咽頭に落ち誤嚥したりするため注意する。

（久保桂）

COLUMN
義歯の必要性

　義歯が外されたままで長期に経過した場合、咬み合わせの高さが低下し、舌運動の範囲が狭まるため、舌運動は前後方向に制限されてしまう。この場合、食物を丸飲みしかできなくなってしまうため、食形態は丸飲みでも安全に嚥下できる形態に制限されてしまう。
　そのため、義歯は経口摂取がない場合でも訓練の場面などでは使用し、義歯の不適合があれば調整を行うようにする。

（久保桂）

Part 4 摂食嚥下障害への介入方法

直接訓練

飲み込みを中心とした直接訓練

1 嚥下の意識化

- 嚥下を「意識化」することで嚥下運動は確実になり、誤嚥や咽頭残留を減らすことができる。
- 嚥下のタイミングがずれて誤嚥しやすい患者には、「はい、飲みましょう」などの声かけをする。
- 嚥下失行では、口頭指示によって嚥下を意識すると動きが止まり食塊を咽頭へ送り込むことが障害されてしまうため、嚥下を意識させないほうがよいこともある。

2 スライス型ゼリー丸飲み法

- 食塊形成不良の患者や咽頭残留が多い患者、嚥下のタイミングのずれがある患者、食道入口部開大不全の患者に行う訓練方法である。長期絶食後や訓練開始初期などにも行う。
- ゼリーをスライス型の食塊にし、形態を崩さず丸飲みすることで、食塊形成が困難であっても口腔内の残留を防ぐことができる。
- スライス型の食塊は、口腔・咽頭の狭いスペースを通過しやすく、梨状窩の形状にフィットしてとどまりやすいため、嚥下反射の遅延による誤嚥を防ぐこともできる。
- ばらばらに砕いたゼリーでは口腔や咽頭で残留し、誤嚥することがあるため訓練としては適さない。
- 食品はゼリーなど軟らかくて滑りのよいものを使用する。薄く平たいスプーンを用い、ゼリーを厚さ3mm程度（2～3g程度）のスライス状に切り出す（**図1**）。
- スライスしたゼリーがそのままの形態で

図1 スライス型ゼリーの作り方

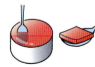

ゼリーに対し、スプーンを垂直に入れ、スライドする。スライドさせた位置から3mmずらしてスプーンを縦に差し込み、すくい上げるとスライス型ゼリーができる。

食道まで通過できるよう、患者には咀嚼せずに丸飲みするように声かけする。

3 | 交互嚥下

- 口腔や咽頭、食道に食物の残留がある場合に行う。
- 残留しやすい食品とゼリーやとろみ水など口腔や咽頭を掃除してくれる役割の食品を交互に摂取する（図2）。
- 食事の最後にお茶ゼリーやとろみ水などを使用すると口腔や咽頭の残留を防ぐことができる。

図2　交互嚥下

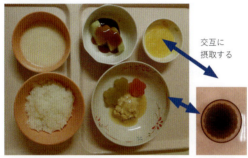

交互に摂取する

お茶ゼリー

4 | 息こらえ嚥下

- 嚥下する直前から嚥下中に意識的に息こらえをし、声門を閉鎖する。嚥下後は息を吐き、呼気の力で声門の上や気管内に入り込んだ食物を喀出する（図3）。
- 嚥下中に誤嚥してしまう患者に対し、誤嚥を防ぐと同時に、気管に入り込んだ飲食物を喀出する効果がある。
- 意識的に行う訓練であるため、指示が入らない患者や口腔内保持が悪い患者には向かない。

図3　息こらえ嚥下

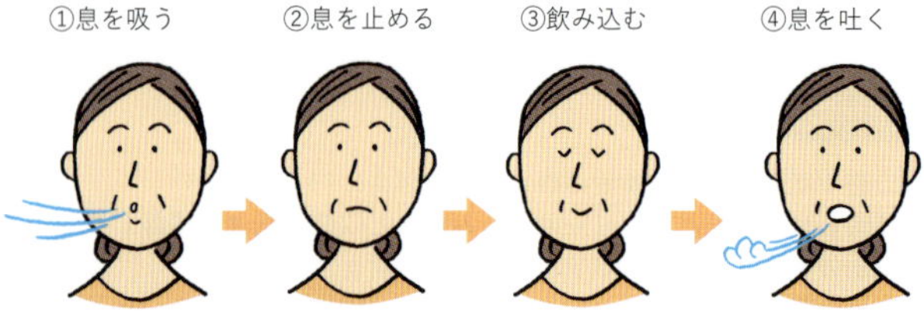

①息を吸う　②息を止める　③飲み込む　④息を吐く

5 ｜ 複数回嚥下、反復嚥下

- 一口につき複数回嚥下をすることで咽頭残留した食物を除去し、嚥下後誤嚥を防止する。
- 食物を1回嚥下した後、咽頭残留感の有無にかかわらず「もう1回唾を飲み込んでください」と空嚥下を指示する。
- 指示が入らない場合は、空スプーンを口腔内に入れたり、前頸部徒手刺激による嚥下反射促通手技を行うと嚥下反射が誘発されることがある。

6 ｜ 前頸部徒手刺激による嚥下反射促通手技

- 食物を口腔内にため込み、嚥下反射が起こらない場合に施行する。
- 甲状軟骨から上方に向けて指で下から上へ摩擦刺激を繰り返す（**図4**）。
- 頸部を伸展させたり、強く押さないように注意する。

図4　前頸部徒手刺激

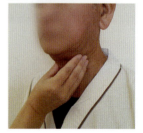

7 | 直接訓練の評価と中断基準

- 食形態と姿勢を一度に変更してしまうとむせや誤嚥を引き起こした場合、どちらが要因であったかわからなくなるため、1つずつ変更すれば判断がつきやすい。
- 体位や食形態、訓練方法が適切か判断するためには、定期的に嚥下内視鏡検査（VE）や嚥下造影検査（VF）を行い評価していく。
- VEやVFは患者に侵襲を与えてしまい頻回に実施することはできないため、頸部聴診を行い嚥下音や呼吸音の変化を確認する。
- 直接訓練中や食事中にSpO_2を測定することで、安全に経口摂取ができているかを判断する。SpO_2の値が何％低下したら誤嚥を疑い訓練を中断するといった判断基準を、嚥下チームで設定しておく。
- 直接訓練は食物を用いるため、誤嚥の危険性を常に念頭におき、ベッドサイドに吸引器を用意しておく。
- 発熱や痰の増加、食欲低下、呼吸状態の悪化など誤嚥の徴候が見られたら訓練を中断し、医師に相談する。

（久保桂）

COLUMN

スライス型ゼリー丸飲み法を応用した薬の飲ませ方とその他の介助方法

内服薬のほとんどは錠剤やカプセル、粉状であるが、内服薬を飲む水はさらさらとした形状であるため、嚥下障害がある患者にとってはむせや誤嚥を起こしやすい。スライス型ゼリー丸飲み法がうまくできる患者であれば、錠剤をゼリーに埋め込む方法をとるとスムーズに服用することができる（図1）。また、ゼリーの一部に混ぜる方法や簡易懸濁法を利用して介助する方法もある（図2）。

絶食期間中に内服のみ継続することがある。嚥下障害が重度の場合は内服でも誤嚥することを念頭におき、確実に内服投与したい場合は経鼻経管を使用し、直接訓練と併用することも考慮する。

図1　内服薬をゼリーに埋め込む方法

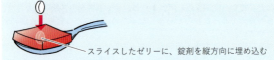

スライスしたゼリーに、錠剤を縦方向に埋め込む

図2　ゼリーの一部に混ぜる方法と簡易懸濁法

ゼリーの一部に混ぜる方法

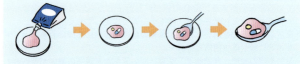

簡易懸濁法

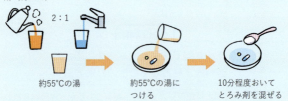

湯（約90℃）　　水
2：1

約55℃の湯　　　約55℃の湯に　　　10分程度おいて
　　　　　　　　つける　　　　　とろみ剤を混ぜる

〈誤った介助〉
　砕いたゼリーでの介助、ゼリーの上に錠剤を乗せる介助ではゼリーや内服が嚥下できずに口腔内や咽頭に残ってしまうことがあるため行わないようにする。

Part 4 摂食嚥下障害への介入方法

直接訓練

嚥下機能に応じた食品の物性

1 嚥下調整食

- 嚥下調整食は、「変形性」「凝集性」「付着性」など、物性によって食べやすさが変化する。

1 変形性

- 変形性とは、食物の硬さの程度のことである。
- 変形性が低い硬いものは咀嚼が難しく、また咽頭を通る際に喉頭蓋谷や梨状窩に引っかかる場合がある。
- 変形性が低い食べ物としては「ピーナッツ」や内服薬の「錠剤」が挙げられる（図1）。
- 咽頭期障害がある場合には咽頭に残りやすいため注意が必要である。
- 摂食嚥下機能を考慮すると、お粥やプリンなど変形性の高い軟かいもののほうが食べやすい。

図1 変形性が低い（硬い）ものの例

ピーナッツ

内服薬

2 凝集性

- 凝集性とは、食物のまとまり具合のことを指す。
- 凝集性が低い食事は咀嚼時にまとめる能力が必要で、不十分な場合は口腔内残渣につながる。
- まとまりの悪い状態で喉に送り込まれると、喉の中で食事が広がり誤嚥するリスクが高まる。
- 凝集性が低いものの代表は「きざみ食」や「水分」である（図2）。きざみ食は「準備期」や「咽頭期」に問題がある場合は食べにくい食事となってしまう。

図2 凝集性が低い（まとまりが悪い）ものの例

きざみ食

水分

3 付着性

- 付着性とは、貼り付く程度のことである。
- 付着性が高いと口腔や咽頭に貼り付いて咽頭残留や誤嚥・窒息の原因となる。
- 付着性が高い食べ物の代表は「餅」である（図3）。
- 「ミキサー食」は軟らかくまとまりもよいが、食材や調理方法によって付着性が高くなることがある。特に、主食を単にミキサーにかけただけの調理方法だと糊のように付着性が非常に高くなり咽頭残留の原因になるため、注意が必要である。

図3 付着性が高い（貼り付きやすい）ものの例

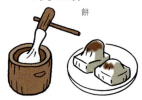

4 食べやすい物性

- 最も食べやすい物性は、軟らかくて（変形性が高い）、まとまりがよく咽頭へ送り込みがしやすく、咽頭でもバラつかない（凝集性が高い）、口腔や咽頭に貼り付かない（付着性が低い）食品である。
- 嚥下用に開発された「嚥下用ゼリー」（図4）は、これらの物性の特徴を兼ね備えており、重度嚥下障害の方でも摂取することが可能な場合がある。

図4 食べやすい物性の例

5 混合物

- 混合物とは、液体と固形物で形成された食事のことを指す。
- 混合物を摂取する場合、①先に水分から飲み込み、②その後固形物を咀嚼して飲み込む2段階の食べ方を行う。そのため、摂食嚥下障害患者にとっては難易度の高い食べ物となる。
- 実際に混合物の食事の種類は「おでん」「果汁の多い果物」「味噌汁」などがある（図5）。

図5 混合物の食べ物

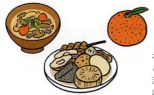

おでんや果汁の多い果物のように、噛むと水分が出てくる食物（液体と固形物の混合物）は、摂食嚥下障害患者では食べにくい。

2 | とろみの効果と注意点

- 水分は貼りつきが低く（付着性が低い）、まとまりが悪い（凝集性が低い）物性である。
- 付着性が低いことで口腔から咽頭へ移動するスピードが速く、嚥下反射が遅い人では嚥下のタイミングがずれて誤嚥することがある。
- 凝集性が低いことによって、きざみ食のように一部が気管に入ってしまう可能性がある。これらの理由によって摂食嚥下障害患者にとって水分は誤嚥リスクが高くなる。
- 水分にとろみを付けることで、若干の付着性を高めて、咽頭へ移送するスピードを遅くすることができる。
- 凝集性も高くなるため、咽頭内での広がりを防ぐ2つの効果がある（**図6**）。
- とろみの程度には「薄いとろみ」「中間のとろみ」「濃いとろみ」の3段階がある。
- 水分でむせがある場合は、はじめに薄いとろみから試して改善するか確認するとよい。濃いとろみに近づくにつれ付着性が高くなるため、飲み込む力が弱い人では逆に咽頭に貼り付き咽頭残留の原因となることがある。
- 濃いとろみは凝集性も高まるため、水分を「飲む」というより「食べる」に近くなる。
- 一般的に喉が乾いたときに濃いとろみを提供されても、付着性が高いため喉越しが悪く、逆にますます口渇が強くなることが予想される。
- 濃いとろみ提供には注意が必要で、摂取量低下の原因になる可能性がある。付着性の低いゼリー形態にする工夫も必要である。

図6　とろみの特徴と注意点

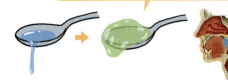

とろみを付けることで喉へ移送するスピードが緩やかになるが、濃いとろみは付着性が高くなるため、逆に喉に貼り付きやすくなることから咽頭残留に注意が必要である

とろみ水だと口腔から咽頭へ移送する水の流れがゆっくりになるため誤嚥しにくい。

3 | 離水

- お粥は唾液に含まれるアミラーゼの効果によってデンプンが分解され、お茶漬けのような水分が多い状態へ変化する。これが「離水」である。
- 離水した水分もとろみ状ではなくサラサラしているため咽頭期障害がある場合には誤嚥リスクが高まる。

（大城清貴）

COLUMN

"あんかけ"で食塊形成をしやすく

咀嚼力が低下している場合は、きざみ食は食べにくい。その際、あんかけなどで工夫すると食物のまとまりがよくなって食塊形成しやすくなる。

（大城清貴）

Part 4 摂食嚥下障害への介入方法

直接訓練

各嚥下障害に適した食形態

1 | 準備期障害

- 準備期は、咀嚼により食事を飲み込みやすい形態（食塊形成）にする時期である。
- 準備期障害では、咀嚼・食塊形成が不十分になるため食事は軟らかいものを選択する。
- 食材を小さくカットする際には、食塊形成を考慮して「あんかけ」を追加することで凝集性が高まり、口腔内残渣も改善する。
- 「あんかけ」に片栗粉を使用すると、唾液の効果で食事中の離水が出現し、結果的にきざみ食を提供しているのと同様の状況になる。
- 市販のとろみ剤を使用すると離水を防ぐことができる。

2 | 口腔期障害

- 口腔期は、食物を咽頭へ送り込む時期である。
- 付着性が高いと食塊の移送が困難となるため、付着性が低いほうが送り込みしやすくなる。
- ゼリーなどの付着性が低い食品が送り込みしやすいが、スライスゼリーよりもクラッシュゼリーのほうが咽頭へ送り込みしやすい場合があるため、状況に合わせて対応する。

3 | 咽頭期障害

- 咽頭期は、食物を誤嚥せずに食道へ移送する時期である（図1）。
- 咽頭期障害の原因に合わせて食形態を選択する。

図1　咽頭期障害の例

正常な声帯閉鎖

しっかり閉じることで誤嚥を防ぐ。

声帯麻痺（片側）

声帯麻痺があると凝集性が低い食物は隙間から入ってしまう。

喉仏が下降している場合や脳梗塞などで反射が低下している場合は、とろみを付けると水分の移送がゆっくりになり、むせに効果的なことが多い

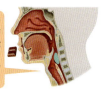

咽頭残留がある場合は、付着性の低い食物を選択すると改善しやすい

1 嚥下反射が遅れる

- とろみなどで食物の移送を遅くすることが有効である。
- 水分やゼリーなど付着性がとても低い物性は、嚥下が起きる前に咽頭へ食物が移送され誤嚥することがあるので注意が必要である。

2 飲み込む力の低下

- 脳卒中による麻痺や神経筋疾患・サルコペニアなどにより舌や咽頭の筋力が低下すると、飲み込んでも食事が喉に残ってしまう（咽頭残留）場合がある。
- 付着性が高い物性だと喉に貼り付いてより咽頭残留の原因となるため、付着性の低い食形態を選択すると咽頭残留回避に効果的である。

3 声門が閉じない（声帯麻痺など）

- 反回神経麻痺など声帯の動きが悪い場合、嚥下時に咽頭期では水分やきざみ食など凝集性が低い食物は声門の隙間から気管へ入りやすくなる。
- 凝集性が高い食物を選択すると誤嚥リスクが低くなるが、嚥下反射が遅い、飲み込みの力が弱いなどの症状がある場合は、凝集性が高い食物で

も肉や葉野菜など硬いものは避けてとろみやゼリーなどから選択する。

4｜食形態判定ツール

- 摂食嚥下障害者に対して適切な食形態を判断するためのさまざまな表やフローチャートが報告されている。その中でも新宿食支援研究会の食形態判定表（SSK-O）は食支援初心者でも現場で活用しやすい（図2）。
- 食形態の分類として「ユニバーサルデザインフード（UDF）」「日本摂食嚥下リハビリテーション学会・嚥下調整食分類2013」「農林水産省スマイルケア食」などがある。
- 咀嚼機能や飲み込みの状態に合わせて物性をわかりやすく分類しているので、摂食嚥下障害者の食形態を判断する際に活用できる。

（大城清貴）

図2　SSK-O

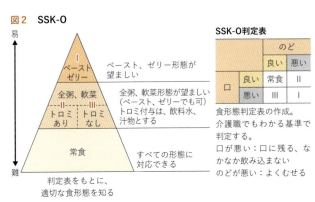

SSK-O判定表

		のど	
		良い	悪い
口	良い	常食	Ⅱ
	悪い	Ⅲ	Ⅰ

食形態判定表の作成。
介護職でもわかる基準で判定する。
口が悪い：口に残る、なかなか飲み込まない
のどが悪い：よくむせる

SSK-Oは介護職が現場での目安として使用することを想定しているため、すべてがこの表で判断できるわけではないが初級編としては使いやすい。摂食嚥下障害の症状が強い場合はより細かい評価が必要なため、さらに知識を深めて経験を積み判断力を高めていくとよい。

五島朋幸：「新宿食支援研究会」の活動．藤島一郎，栢下淳監修，嚥下機能の低下した高齢者への適切な食事提供に向けた病院・地域での取り組み 経口摂取アプローチハンドブック．日本医療企画，東京，2015：185-191．より引用

Part 5

摂食嚥下障害の
リスク管理

Part 5 摂食嚥下障害のリスク管理

誤嚥性肺炎の概要

1 | 誤嚥性肺炎の定義

- 誤嚥とは、食物や唾液などが声門下に侵入することである。
- 誤嚥性肺炎は、「誤嚥のリスクがある宿主に生じる肺炎」と定義されている(『成人肺炎診療ガイドライン2024』)。
- 口腔内容物や逆流した胃内容物が気道に侵入し、細菌感染や化学的刺激によって炎症を起こす(表1)。
- 誤嚥性肺炎は、特に高齢者や脳血管障害、パーキンソン病などの神経疾患や寝たきりの方に多くみられる。

表1 誤嚥性肺炎の臨床診断基準

肺炎の診断基準	肺炎の診断は、次の①②を満たす症例とする ①胸部X線または胸部CT上で肺胞浸潤影を認める ②37.5℃以上の発熱、CRP異常高値、末梢血白血球数9000μL以上
確実例:誤嚥の直接観察	①明らかな誤嚥が直接観察され(食物、嘔吐物等)、それに引き続き肺炎を発症した例 ②肺炎例で気道より誤嚥内容が吸引などで確認された例
ほぼ確実例:嚥下機能障害の存在	①臨床的に飲食に伴ってむせなどの嚥下機能障害を反復して認め、肺炎の診断基準①および②を満たす例 ②確実例の①または②に該当する症例で、肺炎診断基準①または②のいずれか一方のみを満たす例
疑い例:嚥下機能障害の可能性	①臨床的に誤嚥や嚥下障害の可能性をもつ基礎病態ないし疾患を有し、肺炎の診断基準①または②を満たすもの ②嚥下機能障害が、経過中に客観的な検査法によって認められた症例(嚥下誘発試験等)

日本呼吸器学会 医療・介護関連肺炎(NHCAP)診療ガイドライン作成委員会編:医療・介護関連肺炎(NHCAP)診療ガイドライン. 日本呼吸器学会, 東京, 2011.
日本呼吸器学会呼吸器感染症に関するガイドライン作成委員会編:成人院内肺炎診療ガイドライン. 日本呼吸器学会, 東京, 2008.
以上2文献を参考に作成

2 | 誤嚥性肺炎の原因

- 誤嚥性肺炎の第一の原因は「口腔内環境」である。
- 口腔内の清潔が十分に確保できないと、口腔内で原因となる細菌が増殖し、その菌が誤って気管から肺に入ることで誤嚥性肺炎が発症する。
- 第二の原因は、咳反射や飲み込む機能（嚥下機能）などの「身体的機能低下」である。
- 第三の原因は、身体活動量の低下と、それに伴う食事量の減少による「栄養状態や免疫機能の低下」である。

3 | 気道の防御反応

- 気道は通常は息をするために開いているが、飲食物等が通過する瞬間だけ喉頭蓋が動く（**図1**）。
- 不顕性誤嚥は「むせない誤嚥」と呼ばれ、誤嚥物が声門を越えて気管内に入っても咳嗽反射が生じない状態である。
- 誤嚥物が咳嗽で排出されずに、気管・肺に入ったままになるため肺炎のリスクが高くなる。
- 脳血管障害のためにサブスタンスPの合成低下が起こると、嚥下反射、咳反射の機能が低下する。
- 食塊や唾液を誤嚥しても誤嚥物を咳嗽で排除できない（誤嚥に対する防御反応の低下）と、誤嚥性肺炎のリスクが高くなる。

図1　気道の防御反応

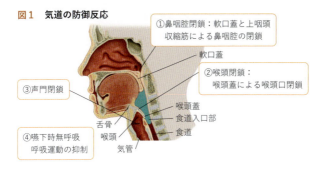

①鼻咽腔閉鎖：軟口蓋と上咽頭収縮筋による鼻咽腔の閉鎖
②喉頭閉鎖：喉頭蓋による喉頭口閉鎖
③声門閉鎖
④嚥下時無呼吸　呼吸運動の抑制

軟口蓋／喉頭蓋／食道入口部／食道／舌骨／喉頭／気管

4 | 誤嚥性肺炎の症状

- 誤嚥性肺炎では、肺炎の主症状(発熱、咳、膿のような痰が出る)よりも、何となく元気がない、食欲がない、のどがゴロゴロと鳴る、寝ているときに急に咳き込むなどの症状がみられることが多い。
- 誤嚥性肺炎を確認するときに見るべきポイントを表2に示す。

(小利池澄子)

表2 誤嚥性肺炎の確認事項

①覚醒、認知の状況
声かけに対する反応、指示理解ができるか確認
②発声、会話
湿性嗄声(痰がからんだような声)、気息性嗄声(息もれの多いかすれ声)、構音障害の有無・程度の確認
③食事にかかわるエピソードの聴取
食形態、食事の好みの変化、食事時間、食事中・後のむせや食事前後の声質の変化の有無、体重減少の有無など
④夜間のむせ込み、中途覚醒の有無
⑤嚥下障害スクリーニングテストの結果
⑥摂食嚥下にかかわる各器官のフィジカルアセスメント
口唇、舌、顎、軟口蓋運動の左右差の有無、口腔内、咽頭の知覚、口腔乾燥の有無など
⑦注意すべき症状
37℃以上の発熱、咳・痰の増加(痰性状の変化、喀痰量の増加など)
⑧肺野の副雑音聴取など胸部聴診上の異常所見
⑨呼吸状態の変化
回数・呼吸音の異常など
⑩嚥下前後の声質の変化(湿性嗄声)
日常の異常声質など
⑪炎症反応
CRP値、白血球の上昇など
⑫体重減少
BMIや体重減少率%
⑬患者の自覚症状、異常の訴え、易疲労感の有無
⑭食事摂取量の減少、食事時間の延長
⑮脱水症状
循環血液量の低下により安静時頻脈で起立性低血圧を認める

Part 5 摂食嚥下障害のリスク管理

誤嚥性肺炎の予防と姿勢調整

1 | 口腔ケアの徹底

- 食前のリハビリテーションと食後と就寝前の口腔内保清として口腔ケアを実施する。
- 口腔衛生状態のスクリーニングツールとしてのOHAT-J（Oral Health Assessment Tool日本語版）（p.54～55）やOAG（Eiler Oral Assessment Guide）（p.56～57）などで評価することで、口腔衛生状態を把握し口腔ケアの介入ができる。

2 | 全身状態の改善と維持

1 免疫力の向上
- 脱水予防や電解質異常の補正のために補液などによる水分管理、栄養状態改善のために経管栄養を併用する。

2 基礎体力の向上
- 活動性が低下しやすく、廃用症候群をきたしやすいため、座位訓練、ADL訓練などで活動性を改善する。

3 生活リズムの改善
- 入院環境でせん妄症状を併発したり、睡眠薬を服用している患者は、朝食時に覚醒不良で食事摂取できないことがあるため、生活リズムの調整が必要である。

3 | 呼吸機能の維持・向上、咳・喀痰喀出能力の向上

- 口すぼめ呼吸は、口をすぼめてゆっくり息を吐く呼吸法で、呼吸の調整に有効である。
- 深呼吸は、胸郭の十分な拡張とともに随意的にゆっくりと大きな吸気と呼気を行うものであり、摂食嚥下障害患者においては気道分泌物排出の促進、胸郭拡張の増大、リラクゼーションなどの目的で行う。
- 排痰法は、気道内貯留した痰（分泌物）を除去する方法、体位ドレナー

ジ、胸部軽打法、胸部振動法、胸部圧迫法、強制呼出法などの方法がある。

4 | 誤嚥をなくす、減らす方法

1 安全な嚥下方法を徹底する
- 適切な代償的嚥下法の指導、食形態の調整・姿勢・呼吸などの工夫をする。

2 無理はしない、させない
- 意識レベルが低いとき、呼吸不安定時、疲労があるときなどは、摂食（直接）訓練は中止する（**表1**）。
- 咳き込んだ後は、しっかりと咳嗽させ、時間を取る。

表1　直接訓練を中止する基準

1. 頻回なむせや湿性嗄声
2. 発熱（37.5℃以上）
3. 痰の増加
4. 炎症反応（CRPやWBC高値）
5. 意識状態悪化
6. 全身状態悪化

3 疲労を考慮して食事は少量ずつ
- 1回の食事時間は30分程度にする。

4 胃食道逆流、嘔吐の予防
- 食後30分以上の座位保持で過ごす。
- 経管栄養施行中・後の頭側挙上、座位保持を行う。
- 入眠中の頭側挙上、姿勢調整を行う。
- これらの予防も含めて、誤嚥性肺炎に対する対応を**図1**に示す。

5 | 食事のときの安全なポジショニング（姿勢調整）

1 体幹を安定して支持させる
- 身体を安定するように、全身で食事する構えをつくりだし、食欲を促して生理機能を活性化させ消化吸収を促進することが可能になる。

2 嚥下障害を改善させるための代償法とする
- 姿勢調整により咽頭腔の位置と形態を変え食物の流れを変えて誤嚥を防ぐことができる。

図1 誤嚥性肺炎に対する対応

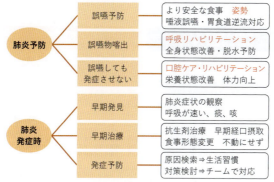

日本脳卒中学会 脳卒中ガイドライン委員会：脳卒中治療ガイドライン2015［追補2017対応］．協和企画，東京，2017．を参考に迫田綾子が作成

3 胃食道逆流を防止するリスク管理

- 胃からの逆流を防止するポジショニングで誤嚥を予防できる。
- 患者の食事時のポジショニングを実践することにより誤嚥を予防するためのスキルチェックシートの1例を**図2**に示す。

（小利池澄子）

図2 POTTスキルチェック

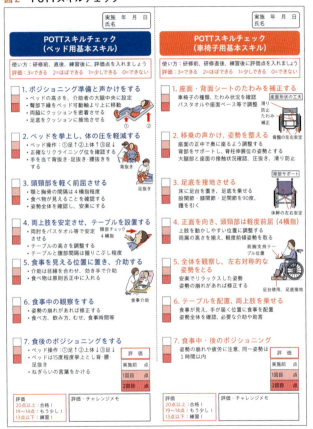

迫田綾子，北出貴則，竹市美加編：誤嚥予防，食事のためのポジショニングPOTTプログラム．医学書院，東京，2023．より引用

Part 5 摂食嚥下障害のリスク管理

窒息

1 │ 窒息のリスク管理

- 成人では通常、窒息は食事中に発生する。
- 摂食嚥下リハビリテーションを受けている患者は、誤嚥・窒息を念頭においたリスク管理がされていることが多いため、訓練中に窒息が起こる可能性は少ない。
- 摂食嚥下機能の評価が十分されないまま食事をしている場合や、摂食嚥下障害があると評価されていたとしても家族指導ができておらず家族面会時に嚥下機能に適していない持ち込み食を摂取させてしまう場合、また、ベッド周辺に不用意に置かれた増粘剤を口にして窒息しかかる場合など、窒息が起こる場面は多岐にわたる。
- 摂食嚥下障害に伴う窒息のリスク管理については、摂食嚥下障害の評価およびアセスメントを実施することでハイリスク者を選定し嚥下機能の状態把握をすること、嚥下機能に応じた適切な食事形態の選択や環境調整が必要である。

2 │ 窒息時の対処法

- 窒息（気道閉塞）を早期に認識し、いかに迅速に対処できるかはその後の転帰に大きくかかわる。
- 窒息の徴候には軽度から重度までの幅があり、それぞれに対応した救助者の行動が求められる（**表1**）。
- 窒息したときにとっさに出る母指と示指で喉をつかむ動作を「ユニバーサル・チョークサイン」（**図1**）という。
- 窒息を解除するための処置は、成人と小児（1歳以上）では同じであるが、乳児（1歳未満）の窒息解除は異なるため注意が必要である。ここでは主に成人への対処法を紹介する。

表1　異物による気道閉塞の徴候と救助者の行動

閉塞のタイプ	徴候	救助者の行動
軽度の気道閉塞	・良好な換気 ・力強い咳ができる ・咳の合間に喘鳴が起こることがある	・良好な換気が続いている限りは、咳を続けるよう傷病者に促す ・傷病者が自分で閉塞を解除する努力をしている場合は妨げずに、そばにいて状態を監視する ・軽度の気道閉塞が続く場合、または重度の気道閉塞の徴候がみられる場合は、救急対応システムに通報する
重度の気道閉塞	・母指と示指で喉をつかむ万国共通の窒息のサイン（図1）を示す ・話したり叫んだりすることはできない ・換気不良または換気なし ・弱々しく異物が吐き出せない ・咳、またはまったく咳をしない ・空気吸入時に甲高い雑音があるか、まったく雑音がない ・呼吸困難が強まる ・チアノーゼの可能性あり（青い口唇または皮膚）	・傷病者が成人または小児である場合は、「窒息していますか？」と尋ねる。傷病者がうなずくのみで話ができない場合は、重度の気道閉塞がある ・ただちに閉塞を解除するための処置をとる ・重度の気道閉塞が続き、傷病者の反応がなくなったら、CPRを開始する ・救助者が複数いる場合は、誰かに救急対応システムへの出動要請を依頼する。救助者が1人の場合は、約2分間のCPRを行った後、救急対応システムに通報する

American Heart Association：BLSプロバイダーマニュアル AHAガイドライン2020準拠．シナジー，東京，2021：85-91．より引用

図1　ユニバーサル・チョークサイン

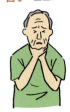

1 背部叩打法

- 介助者はやや後方から片手で胸あるいは下顎を支えて前傾姿勢の（可能な限り頭を胸より低い）体勢にする（**図2**）。
- もう一方の手掌をカップ状にし、左右の肩甲骨の間を強く叩く。支えている手をみぞおちに置いて圧迫することで胸腔内圧を上げやすくすることもできる（**図3**）。
- 頭をできるだけ下げることで、押し出されてきた誤嚥物が出しやすくなる。

図2 背部叩打法

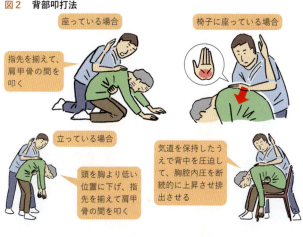

座っている場合
指先を揃えて、肩甲骨の間を叩く

椅子に座っている場合

立っている場合
頭を胸より低い位置に下げ、指先を揃えて肩甲骨の間を叩く

気道を保持したうえで背中を圧迫して、胸腔内圧を断続的に上昇させ排出させる

図3 支える手でみぞおちを圧迫する

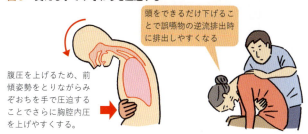

腹圧を上げるため、前傾姿勢をとりながらみぞおちを手で圧迫することでさらに胸腔内圧を上げやすくする。

頭をできるだけ下げることで誤嚥物の逆流排出時に排出しやすくなる

2　ハイムリック法（腹部突き上げ法）

- 介助者が背部に回り、両腕で上体を抱える。握り拳を上腹部（みぞおち）に置き、もう一方の手で握る。両腕で下から上へ腹部を内側に突き上げるように両手を引き、横隔膜下（みぞおちとへその間）を圧迫する。胸腔の圧をかけることにより、強い呼気を起こして吐き出させる（**図4**）。
- 口いっぱいに食事を詰め込んでいる場合は、「掻き出す」ことが優先される。
- 医療施設で器具が整っている場合は、喉頭鏡や特殊な鉗子（マギール鉗子）で取り除く。
- 吸引ができる環境であれば行うが、在宅など吸引ができない環境の場合は掃除機を活用して「吸い出す」場合もある。しかし、これはあくまでも緊急時の対応であり、推奨されない。
- 掻き出す場合、指を噛まれる可能性があるため十分な注意が必要である。

（檀上明美）

図4　ハイムリック法（腹部突き上げ法）

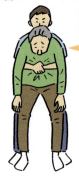
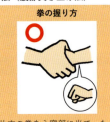
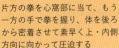
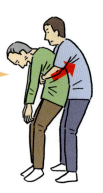

片方の拳を心窩部に当て、もう一方の手で拳を握り、体を後ろから密着させて素早く上・内側方向に向かって圧迫する

Part 6

疾患・状態別
摂食嚥下障害看護

Part 6 疾患・状態別 摂食嚥下障害看護

脳血管障害①球麻痺

球麻痺の嚥下障害：延髄外側症候群

- 脳血管障害や神経難病などにより延髄にある嚥下中枢が障害され、運動障害を起こした状態を「球麻痺」という。
- 球麻痺では、正常な嚥下反射が消失または低下し、自分の唾液すら飲むことができなくなる。

1 | 延髄外側症候群（ワレンベルグ症候群）とは

- 延髄外側症候群（ワレンベルグ症候群）は、球麻痺を生じる代表的な疾患である。
- 延髄外側を支配する椎骨動脈、または後下小脳動脈の閉塞や狭窄によって、延髄外側への血流が低下し脳梗塞を発症する（図1）。
- 脳幹部病変で重症例の場合は生命の危険が高く、呼吸管理を含めて厳重な全身管理を必要とするが、延髄外側に限局した病変の場合、失調症状や感覚障害はあっても四肢の麻痺はみられない。

図1 延髄外側症候群（ワレンベルグ症候群）の障害部位

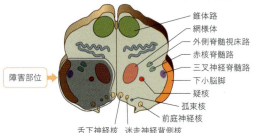

2 | 延髄外側症候群（ワレンベルグ症候群）の主な症状

- 延髄外側症候群では、突然の頭痛・嘔吐症状、軟口蓋・喉頭・咽頭麻痺、病巣と同側の顔面の温痛覚障害、病巣と反対側の体幹・上下肢の温痛覚障害、小脳失調、ホルネル症候群などを示す（**図2**）。嚥下障害としては「球麻痺」を呈する。

図2 延髄外側症候群（ワレンベルグ症候群）の主な症状

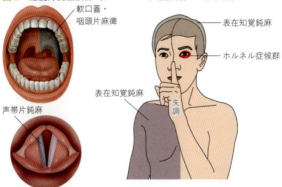

平山恵造：神経症候学, 文光堂, 東京, 1971：1002. より一部改変

1 球麻痺の主な症状

- 主な症状は、延髄から出る脳神経の障害による運動麻痺である。病変と同側の舌や軟口蓋、咽頭の筋肉が弛緩性麻痺となる。
- 嚥下5期のうち主に咽頭期の障害を呈し、嚥下関連器官の運動に左右差があることが特徴である（**表1**）。
- 延髄にある嚥下中枢が直接損傷することにより嚥下反射プログラムが起動せず、正常な嚥下反射が起こらない、または弱い。重度の場合は唾液も嚥下することができない状態となる（**図3**）。
- 球麻痺は、嚥下器官個々の障害と左右差などの詳細な評価が必要であるため、フィジカルアセスメントの他に嚥下内視鏡（VE）や嚥下造影（VF）も合わせて総合的に評価を行う必要がある。

表1　球麻痺の特徴

1. 嚥下反射の減弱、または消失
2. 咽喉頭運動の左右差
3. 咽頭絞扼反射の低下
4. 軟口蓋麻痺による鼻咽腔閉鎖不全（開鼻声）
5. 声帯麻痺による嗄声
6. 食道入口部開大不全

図3　球麻痺のメカニズム

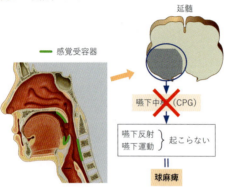

2 カーテン徴候

- 球麻痺によって病巣側の上咽頭収縮筋麻痺が生じた場合、「あー」と発声したときに麻痺側の咽頭後壁が健側に引っ張られてしまい、あたかもカーテンを引いたように見える（「カーテン徴候」）（図4）。

図4 カーテン徴候（正常時とカーテン徴候時の口蓋垂、軟口蓋、咽頭後壁の動き）

正常時の口蓋垂、軟口蓋、咽頭後壁の動き
発声時に口蓋垂、軟口蓋、咽頭後壁が垂直に上がる

カーテン徴候時の口蓋垂、軟口蓋、咽頭後壁の動き
発声時に口蓋垂、軟口蓋、咽頭後壁が健側に偏移する

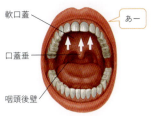
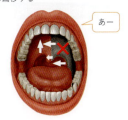

3 開鼻声
- 球麻痺では、軟口蓋の麻痺によって、発声時に鼻咽腔がしっかり閉まらず空気が鼻のほうへ漏れてしまう（「鼻咽腔閉鎖機能不全」）。
- 発声時に鼻から空気が抜けてしまうため、バ行・パ行はマ行に近い音に歪み、ダ行・タ行はナ行に近い音に歪む。
- 例えば、「バスと電車で行きます」は「マスとネンシャねいきます」というように聞こえる。このように空気が抜けてフガフガしたような声を「開鼻声」という。

4 嗄声
- 嗄声は、反回神経麻痺や声帯の炎症、浮腫など、声帯自体の問題や神経障害によって起こる。
- 延髄外側症候群では声帯麻痺により声帯が閉じないことで嗄声を生じる。これらの症状が見られた場合には、延髄外側症候群を疑う。

（前田純子）

Part 6　疾患・状態別 摂食嚥下障害看護

脳血管障害①球麻痺

球麻痺の嚥下障害への対応

1 | 急性期の嚥下障害への対応

- 球麻痺による嚥下障害に対しては、誤嚥性肺炎を予防しながら間接訓練を中心としたリハビリテーションを実施する（**表1**）。

表1　球麻痺に効果的な間接訓練例

主な間接訓練と効果	特記事項
①開口訓練 舌骨上筋群の強化	・下顎を動かし開口・閉口する ・収縮することで舌骨を上方に引き上げる ・上方に引き上がった舌骨が喉頭を持ち上げる ・喉頭蓋が倒れ、喉頭口を閉鎖する ・食道入口部が開大し、食物が通る （体力や筋力低下がありシャキアエクササイズが実施困難な症例に行う）
②アイスマッサージ 嚥下反射の誘発 冷・味覚刺激で感覚入力の強化	・持続的な効果はなく、即時効果しかない ・マッサージ後すぐに嚥下を促す ・本人の好きな味でアイス棒作成可能 ・ジュースの場合は100％果汁のものを使用 （100％でないと味がわかりにくく味覚刺激が弱い）
③息こらえ嚥下 嚥下中の誤嚥防止	・声門をしっかり閉じることで嚥下中の誤嚥を防ぐ ・喉頭蓋の閉じが弱くても声門が閉じていれば、気管への誤嚥が予防できる ・息を吸い、息を止め、飲み込み、息を吐く

2 | 急性期後の嚥下障害への対応

- 嚥下障害が数か月経過しても回復しない重症例では、間接訓練の他にバルーン法による訓練を行う場合がある。
- バルーン法は、輪状咽頭筋弛緩不全により上部食道括約筋が開大せず食塊通過に困難を生じている患者が適応となる。

（前田純子）

Part 6　疾患・状態別 摂食嚥下障害看護

脳血管障害②偽性球麻痺

偽性球麻痺の嚥下障害

- 偽性球麻痺は、延髄の病変によるものではないため、嚥下機能そのものは保たれているものの、球麻痺と似た症状が出現することから「偽性あるいは仮性」という名がついている。
- 偽性球麻痺は、運動ニューロンは温存されているため、嚥下に関与する筋群に麻痺や萎縮は見られない。しかし、咀嚼・嚥下に関する一連の動きを制御するプログラムが障害されており、咀嚼・嚥下に関連（舌・顎・頬）する動きがばらばらになり、協調性に欠けるためスムーズな動きにならない。
- そのため、「ずっと噛んでいて飲み込めない」といった症状が出現し、食物を口腔～咽頭・食道へスムーズに移送できず、嚥下のタイミングを図ることができない（図1）。

図1　飲み込めず、ずっと噛んでいる状態

「飲んで」と言っても飲めない。

- 嚥下に関与する協調運動の低下により筋力の低下を呈するため、食事中に見られる症状として、「口唇での食物の取り込みが悪い」「食物が口からぼろぼろこぼれる」「咀嚼と食塊形成が不十分」「食塊を奥舌に送り込めない」などが見られる。
- 偽性球麻痺は球麻痺とは異なり、嚥下機能自体は保たれているが、嚥下の際、舌の挙上運動のリズムも取れない。
- そのため嚥下のタイミングがつかめず、食物や唾液を長時間口腔内に保持しながら嚥下反射が起きるため、むせを誘発することがある。
- 一方、長い時間食物や唾液を口腔内に保持しており、奥舌の挙上時間が長く、咽頭期が保たれる患者も多い（図2）。

図2　口腔内に食べ物を溜め込んでいる状態

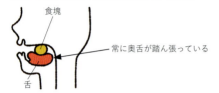

舌の奥がずっと上がっているのが長く続いている。

1 | 主な症状

- 偽性球麻痺の嚥下障害の主な症状は「口腔・準備期」の障害によるものである。
- 臨床では、①ずっと噛んでいる、②口腔内に食物を長く溜め込む、③それらにより喉頭侵入や誤嚥を引き起こす、などの症状がある。
- 偽性球麻痺の患者は、これらの3つの症状により食事時間が延長する。

2 | 嚥下障害以外の症状

- 偽性球麻痺では重症度にもよるが、摂食嚥下障害に加えて、「両側片麻痺」「感覚障害」「構音障害」「口唇閉鎖障害」「流涎」「感情失禁」「上肢機能障害」などの症状が複合的に見られることが多い。
- 摂食嚥下障害への対応とあわせて、ADL全般にわたるリハビリテーションが必要となる。

（加藤節子）

Part 6 疾患・状態別 摂食嚥下障害看護

脳血管障害②偽性球麻痺

偽性球麻痺の食事摂取

- 偽性球麻痺の食事場面では、「口の中に溜め込んで飲み込まない」「食事に1時間以上かかる」といった声をよく聞く。
- 偽性球麻痺では、嚥下障害とともに構音障害がある。そのため、日頃の会話や食事において舌を効率的に動かす機会が激減し、舌の筋力低下を呈し、食事の際の食塊形成〜送り込みに時間を要する。
- その結果、食事時間が延長し、食事後半には疲労に伴いむせることが多くなり、食事が中断されることもよくある（図1）。

図1 舌機能が低下して食事が摂取できない

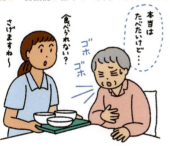

1 │ 偽性球麻痺の患者と食事姿勢の関係

- 偽性球麻痺患者の食事の姿勢は90度座位（図2）が多いため、より口腔内に食物を溜め込みやすくなる。
- 食事時間の延長やむせを誘発し、食事量が確保できない状態が姿勢によってさらに助長される。
- 座位姿勢では、舌尖が下方、奥舌が上となる（図3）。通常は、食べ物を口から取り込んだ後、食べ物を舌先から左右の臼歯に移動させ、食塊形成しながら咽頭まで送り込まなければならない。
- 偽性球麻痺の人は舌の送り込み機能の障害により、食物を咽頭へ送り込むことが難しく、食物や唾液を口腔内にとどめてしまう。

- 特に円背や亀背の人は座位では顔が下方に向くため、食べ物や水分、唾液が口外へ流れ出てしまう。

図2　90度座位姿勢での食事

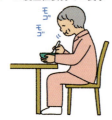

偽性球麻痺の人にとって90度座位姿勢は食物を溜め込みやすい姿勢となりうるため、食事時間が1時間近く要する場合は嚥下機能を評価した上で、姿勢を見直すことが重要。

図3　座位姿勢での舌の状態

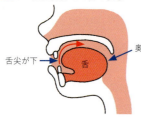

座位姿勢だと舌尖が下、奥舌が上になるため食物は坂道を登らなければならない。偽性球麻痺の人にとっては液体や食物を奥舌へ送り込むのには難しい姿勢といえる。偽性球麻痺の人の姿勢調整はとても大切である。

2 | 摂食嚥下障害の人にとっての食事

- 摂食嚥下障害の人にとって食事は「訓練」の1つである。
- 食事10割摂取では「摂食・咀嚼・嚥下の訓練」を100％の訓練量とすると、5割摂取では50％、3割では30％の訓練となる（**図4**）。
- 少ない訓練量が積み重なると、嚥下関連における筋力の低下や食事量が確保できず、低栄養を招く。そのため、直接訓練を開始するための条件を満たしたうえで実施する（**表2**）。

（加藤節子）

図4 訓練負荷のイメージ

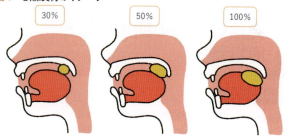

食事を多く摂取すればその分、舌・頬の筋力を使うため、舌・頬の筋力がつく。少ない量では筋力は低下する。

表2 直接訓練を開始するための絶対条件

1.	バイタルサインが安定している（特に発熱と呼吸状態に注意）	YES・NO
2.	リスク管理がしっかりとなされている（例：パルスオキシメータ、吸引器の設置など、不測の事態に対応できる準備）	YES・NO
3.	意識障害がない（覚醒していること、JCS1桁）	YES・NO
4.	脳血管障害の進行がない	YES・NO
5.	嚥下反射を認める（例：自然な唾液嚥下の確認。例えば会話中や口腔ケア時の嚥下反射の確認など）	YES・NO
6.	十分な咳ができる（随意性または反射性）	YES・NO

1・2：日々の間接訓練前にチェック
3〜6：日々の直接訓練前にチェック

塚本芳久：急性期嚥下障害へのアプローチ．臨床リハ1995；4（8）：721-724．
近藤克則，二木立：急性期脳卒中患者に対する段階的嚥下訓練．総合リハ1998；16（1）：19-25．
以上2文献を参考に作成

Part 6 疾患・状態別 摂食嚥下障害看護

脳血管障害② 偽性球麻痺

偽性球麻痺の間接訓練と直接訓練

1 | 間接訓練

- 間接訓練前にも誤嚥に配慮した口腔ケアを実施する。
- 咳嗽訓練、挺舌、舌ストレッチ、舌抵抗訓練、構音訓練、顔面麻痺などを併発した際は麻痺部のマッサージ等を行う。

2 | 直接訓練

- 口腔ケアと必要な間接訓練後、スライスゼリーなど丸飲みできる形態から始める。
- たんぱく質を含まないゼリー（0j）を選択する（p.35図1参照）（たんぱく質含有の食材は誤嚥の際、肺に流れ込んだたんぱく質の細菌繁殖が炎症を起こす可能性がある）。
- 姿勢は30度頸部前屈位（下顎と前胸部の間は拳1個分か4横指）より始め（図1）、その後、食事姿勢・食形態・可能であれば自力摂取など機能に合わせてそれぞれ段階的にアップしていく。

（加藤節子）

図1　適切な顎の位置

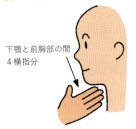

下顎と前胸部の間
4横指分

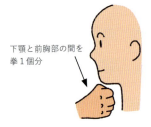

下顎と前胸部の間を
拳1個分

Part 6 疾患・状態別 摂食嚥下障害看護

脳血管障害②偽性球麻痺

偽性球麻痺の患者の食事摂取方法：食事姿勢と食事形態

1 | 食事姿勢の調整

1 舌の送り込み機能低下

- 食事姿勢の調整の目的は、低下した舌の送り込み機能を「姿勢で代償」することである。
- さらに「誤嚥予防」の目的も含め、初めは姿勢30度、頸部前屈位で評価する（**図1**）。
- 注意したいことは、姿勢を下げると顎が上がるため（**図2**）、姿勢を下げる際も常に頸部前屈位を遵守することである。
- 顎を引き過ぎると食道の入口を狭めて嚥下がしづらいため（**図3**）、前胸部と下顎の間を拳1個分か4横指の間隔を目安にし、スライスゼリーで嚥下を促し、まずは咽頭の評価と機能回復にあたる。

図1　30度、頸部前屈位の姿勢

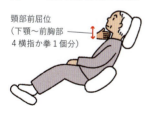

頸部前屈位
（下顎〜前胸部
4横指か拳1個分）

図2　姿勢を下げると顎が上がるため注意

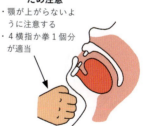

・顎が上がらないように注意する
・4横指か拳1個分が適当

姿勢を下げても必ず、顎の位置はしっかりと4横指か拳1個分を遵守する。

125

図3　顎の引き過ぎ

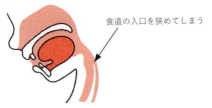

食道の入口を狭めてしまう

顎を引き過ぎると食道の入口を狭めてかえって飲みにくくなるので注意する。

2 観察ポイント

- 食事のときの観察のポイントを以下に示す。

❶嚥下にどのくらいの時間を要したか

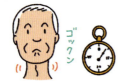

❷嚥下後、むせがあるか

❸むせるタイミングはいつか（嚥下前・嚥下中・嚥下後）

| 飲み込む前 | 飲み込んですぐ | 飲み込んだ後しばらくしてから |

 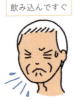 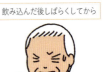

❹ 不顕性誤嚥の可能性はないか

❺ 嚥下の際に唇と顎は閉じているか

嚥下の瞬間に唇と顎が閉じていればよい。

嚥下の瞬間に唇が開いている、あるいは唇が閉じていても顎が閉じていない。あるいは両方とも閉じていないと危ない（舌が口蓋についていない）。

❻ 嚥下後、口腔内にゼリーが貯留していないか

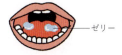

ゼリー

3 姿勢30度から45度へのステップアップ

- 姿勢30度でのゼリー全量摂取時に、例えば30分要していたものが15分でむせなく食べられるようになってきた等の場合は、舌の筋力の向上や舌・頬・顎の協調運動・嚥下機能が改善傾向であると考えられる。ステップアップとして、姿勢を45度に上げ摂取の評価を行う（**図4**）。
- 注意点は、姿勢が上がると気管が前方になることである（**図5**）。
- 「むせの出現」「SpO₂値低下の持続」「呼吸回数の増加」など誤嚥の徴候が見られた場合、下顎が上がっていないか、姿勢の崩れがないかを確認・修正し、それでも変わらない場合は、30度での摂取を継続し、その後再評価を繰り返していく。

図4　姿勢45度で摂取の評価

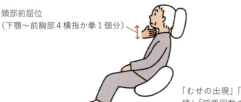

頸部前屈位
（下顎〜前胸部4横指か拳1個分）

「むせの出現」「SpO₂値低下の持続」「呼吸回数の増加」など誤嚥の徴候が見られないか確認する。

図5　姿勢45度での注意点

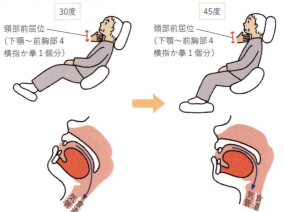

30度
頸部前屈位
（下顎〜前胸部4横指か拳1個分）

45度
頸部前屈位
（下顎〜前胸部4横指か拳1個分）

後ろに倒せば倒すほど気管が上になり食道が下になるため、食物は咽頭後壁を伝って気管に入りにくい。前傾姿勢になればなるほど気管が前に来るため、誤嚥しやすい。そのため、45度にしても、必ず頸部前屈位を遵守する。

4 徐々に上体を挙上する

- 45度まで姿勢を上げてゼリー摂取を試み、誤嚥・不顕性誤嚥の徴候が見られなければ、45度→60度→90度と上体を挙上していく。
- 誤嚥の徴候なく摂取時間を要さず摂取できるか確認し、その人の機能に合った姿勢を決めていく。

■ **注意点**

- むせた原因が、「姿勢」なのか「食物」なのか判断できないため、姿勢と食物形態を同時に変更しない。
- 意識レベルによって無理に摂取は進めないが、意識レベルが悪いからといって放置しない。
- まずは口腔ケアを行い、口腔ケア時やスプーンを口唇に触れた際に開口が見られたり、スプーンを入れた際に舌の動きがあれば、上記の姿勢を遵守し、経口トライをしてみる。
- 舌の動きがない場合、スプーンで舌を下方に押して刺激する、あるいは小スプーンでK-pointを刺激し（**図6**）、咀嚼〜嚥下を促すなど、口腔内へ刺激を入れることで舌の動きが見られたら、ゼリーより経口トライをする。
- それでも開口したままであったり、舌が動かないようであれば、口腔ケアを励行し、意識レベルのよいときに再度経口トライを行い、最後に吸引で食残が引けないか確認する。

（加藤節子）

図6　K-point（K-ポイント）を刺激する

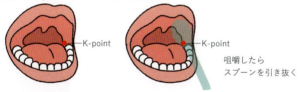

咀嚼したら
スプーンを引き抜く

スプーンのボール部分でK-pointを刺激し咀嚼運動が出たら引き抜く（K-ポイントは開口と咀嚼の動きを促すことが期待できる）。偽性球麻痺の人に有効な異常反射のポイントである。

Part 6 疾患・状態別 摂食嚥下障害看護

脳血管障害②偽性球麻痺

偽性球麻痺患者の食形態の調整

1 | スプーンを使ったゼリーの摂取

- 食形態は、スライス型ゼリーから始め、問題なく摂取できれば次の段階へ進む。
- 一口量は必ずしも「量が少ないほうがよい・小さいスプーンがよい」わけではない。
- 量が少ないと感覚刺激が乏しく、舌の動きが見られないため、普通のスプーン量が適量のことも多い。
- スプーンの形状も重要である。くぼみの深さや口当たり、取り込みやすさ、薄さなどである。舌に刺激を入れたいときは「リードスプーン」、ペーシング障害の際は「Kスプーン」や「K＋スプーン」、自力摂取を促すためには「KTスプーン」など、用途に合わせて適切なスプーンを使用する（図1）。

図1　適切なスプーンを選ぶ

Emリードスプーン
（ラックヘルスケア株式会社）

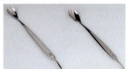

Kスプーン、K＋スプーン
（株式会社青芳）

KTスプーン
（株式会社WinWin）

2 | 食形態の進め方

- 食形態は「たんぱく質を含まないスライス型ゼリー（学会分類コード0j）」で誤嚥の徴候なく摂取可能なら「山盛りのゼリー（コード0j）」で量を増やし、誤嚥の徴候なく摂取できたら「高カロリーゼリー（1j）」、次のステップは「ペースト食（2－1）」で付着性のあるものが摂取できるか確認する（p.35図1参照）。

- 「粒ありペースト（2-2）」で感覚入力し、咀嚼しても咽頭にごろつきがない場合は「咀嚼食（3・4）」、摂取できれば「常食」へと移行する。
- 注意点として、咀嚼が必要な食事を摂取する際、姿勢30度では、咀嚼が不十分な食材が早期に咽頭に侵入することで窒息を招く可能性が高いため、姿勢は60度以上を保つことを遵守する。
- 咀嚼を促すことは、人が食べる喜びを得るうえで重要である。
- ペースト食では舌や顎の上下の動きしか発動しない。
- 重度の舌下神経障害や舌摘出後、残歯の影響等により、咀嚼することが困難な場合もあるが、咀嚼する機能が備わっているにもかかわらず、咀嚼を促す食材を提供していないこともある。
- 吸引をしていなければ唾液が飲める機能は備わっているため、まず口腔内で溶けるスナック菓子や乳児用のせんべいなどで、①「顎の回旋運動」②「舌頬の左右上下の動き」③「口唇の非対称的な動き」（**図2**）等の咀嚼運動が出現するかを必ず正面より確認する。
- 誤嚥せず飲めているようであれば、「咀嚼機能あり」と判断できる。
- 飲み込んだ後、上顎に食物が付いていないかチェックする（上顎に付着した食物が層になって重なると、窒息のリスクとなるため必ず観察する）。
- 食形態を上げることで、食べる意欲が引き出される人も多い。咀嚼が必要な食事は、口全体の動きがよりダイナミックになる。
- 人は、噛んで歯ごたえを楽しみたい、多くの触感を楽しみたいのである。

（加藤節子）

図2　咀嚼運動を見る運動（※必ず正面から観察する）

①顎の回旋運動　　②舌頬の左右上下の動き　　③口唇の非対称的な動き

飲む唇の形　→　噛む唇の形

顎が左右に回旋している（ラクダのような顎の動きがあるか）

Part 6　疾患・状態別 摂食嚥下障害看護

脳血管障害②偽性球麻痺

偽性球麻痺の嚥下失行

- 嚥下失行とは、舌や咬筋の動きに問題はないが、口の中に食べ物を頬張ってしまい飲み込めないなどの症状が認められることを指す。
- 嚥下失行の責任病巣は左縁上回とされており、嚥下反射は保たれているものの、意図的な嚥下行為が障害されている。

1 | 口顔面失行、嚥下失行の患者例

- 偽性球麻痺の患者の特徴である「口の中の食物や水分の溜め込み」は、口顔面失行や嚥下失行の患者にたびたび起こる。
- 食物が口腔内に入ると、「単調な顎の上下運動」や「稚拙ではあるが咀嚼様の運動」が起こる。
- 中には「しっかりとした咀嚼運動」がそれぞれ認められ、その後、嚥下は見られるものの口腔内の食物が舌上に残っている。
- このように、「食べたそうなのに食べられない」「嚥下はできるのに、口の中にずっと溜め込んでいる」といった症状に困惑することが多い。
- 「開口したまま嚥下する」「口唇は閉じているが顎が閉じていない状態で飲み込む」等の症状もよく見られる。
- その場合、「飲み込むことができない」と判断され、ペースト食や極きざみ食（2－1～3レベル）を選択することが多い。
- しかし、嚥下失行の人は、「舌・頬・顎の動きがさまよっている」ため、刺激のある感覚入力が功を奏することがしばしばある。
- 嚥下反射は良好なため、咀嚼中に誤嚥することが少ない。
- まず口腔内に溜め込んでも溶けるタイプのソフトせんべいなどで咀嚼運動（顎の回旋運動、舌の前後・左右などの動き、頬の動き、嚥下後口腔内、特に口蓋への食べ物の付着がない）が見られるかを評価する。
- 咀嚼が発動されると、リズミカルな咀嚼運動により舌の能動的な動きが見られ、そのことにより食物の送り込み動作が発動されやすくなり、溜め込みが減少することがある。

2 | 評価方法

- まず、ソフトせんべいやスナック菓子など口腔内で溶けるもので安全に

評価する。
- 咀嚼時は、①顎の回旋運動があるか、②舌はリズミカルに左右上下前後に動くか、③口唇は非対称的に動くか、④咀嚼時唾液の咽頭への流れ込みはないか、⑤咀嚼嚥下終了後、食塊が口蓋や口腔前庭に付着していないか、①～⑤を正面より観察し確認する（図1）。
- 咀嚼の際に痰や唾液の貯留などによりゴロゴロしていないことが大前提となる。
- 咀嚼を伴うことから、姿勢は窒息予防のため60度以上を保つことが必要である（咀嚼が不十分な食物が咽頭に転がり窒息することを防ぐ）。
- 上記①～⑤が認められた場合、食事形態のレベルを上げることも考慮する。

（加藤節子）

図1　摂食後、特に見落としがちな口蓋に食物の付着がないか確認

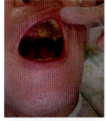

舌の巧緻的な動きが出ていないと口蓋に舌が届かず、嚥下後口蓋に食物が付着していることがある。観察不足により付着物が積み重なると、誤嚥・窒息につながるため、嚥下後、しっかりと口腔内の観察を行い、除去しながら経口摂取を繰り返し、付着しなくなるよう機能回復に努める。

Part 6 疾患・状態別 摂食嚥下障害看護

パーキンソン病①
パーキンソン病の摂食嚥下障害の特徴

- 摂食嚥下運動のプロセスにおけるすべての時期で障害を呈する。
- 先行期では、認知障害やうつ症状による食物認知や食思の低下、座位姿勢保持や頸下がりなどの摂食姿勢保持困難、上肢の振戦・強剛などにより摂食動作を困難にする。
- 準備期・口腔期では、舌運動や咀嚼運動の障害、顎の強剛、流涎、口渇などにより食塊形成や送り込みを困難にする。
- 咽頭期では、嚥下反射惹起遅延、誤嚥、咽頭蠕動の減弱、喉頭挙上の減弱、喉頭蓋谷や梨状窩凹への飲食物等の貯留などの症状が見られる。
- 食道期では、上部食道括約筋の機能不全、食道運動の減弱、胃食道逆流などが見られる。
- パーキンソン病の摂食嚥下障害は、身体的運動障害の程度とは必ずしも関連しない。
- 身体機能は保たれているにもかかわらず重度の嚥下障害を呈する症例もあるため、定期的な評価と患者に合った対応が必要となる。
- 不顕性誤嚥が多いため、むせていなくても、常に湿性嗄声がある、微熱が続くといった症状を見逃さずに観察することが重要である。
- 抗パーキンソン病薬の副作用（**表1**）が摂食嚥下障害に影響していることもある。
- 具体例としては、舌や口唇の不随意運動（ジスキネジア）により食事の口腔内への取り込みや送り込みへの影響、口腔乾燥による食塊形成不全、薬が効いていないOFF時に摂食嚥下に関する動作の悪化といった影響が考えられる。

（大和田恵美）

表1 抗パーキンソン病薬(L-dopa)の副作用

		症状	主な対策
ドパミン過剰によるもの	消化器症状	・悪心、嘔吐 ・食欲不振	・服薬を食直後にする ・食前に制吐薬を服用
	不随意運動(ジスキネジア)	・舞踏運動 ・口部ジスキネジア	・L-dopaの量を調整 ・少量頻回投与にする
	精神症状	・幻視 ・せん妄	・L-dopaを減量
	循環器症状	・不整脈 ・起立性低血圧	・低血圧治療薬を併用
長期服用に伴うもの	wearing off現象	・薬効持続時間が短縮し、症状に日内変動が起こる ・ジスキネジアが生じる	・L-dopaを分割投与 ・他の抗パーキンソン病薬を併用
	on-off現象	・急激に症状が良くなったり、悪くなったりする	・L-dopaを分割投与 ・他の抗パーキンソン病薬を併用
中断・感染などによるもの	悪性症候群	・高熱 ・意識障害 ・筋強剛 ・ミオグロビン尿	・L-dopaの投与再開 ・十分量の輸液 ・ダントロレンナトリウムの投与 ・体の冷却

Part 6 疾患・状態別 摂食嚥下障害看護

パーキンソン病②

パーキンソン病の摂食嚥下障害への対応

- パーキンソン病は進行性疾患であるため、いずれ食べられない日がくることを念頭におく必要がある。
- 誤嚥性肺炎を繰り返すことで、段階的に摂食嚥下機能が低下することが多い。摂食嚥下障害の特徴を捉え、その時々で患者の持てる能力を最大限発揮できるよう支援することが、長期的に患者が安全に食べ続けられることにつながる。
- 十分な栄養摂取も重要であり、患者の機能に合った食事形態の調整や栄養補助食品の活用も有効である。
- 薬のコントロールやリスク管理やリハビリテーションを行うことで、患者の摂食嚥下機能を維持していくことも重要である。
- そのためには、看護師は日々の患者の様子をしっかり観察し、多職種と情報共有することが大切である。

1 | リスク管理

- 自律神経系の障害が強い場合は、食事性低血圧により食事途中に意識消失し窒息につながる事例もあるため、吸引器の準備など窒息に備えた対応が必要である。
- 悪性症候群は向精神薬によって引き起こされるとされていたが、抗パーキンソン病薬の使用・中断・減量でも発症することがあるといわれている。
- 使用法に問題がなくても脱水症状、感染症、Wearing off 現象などにより悪性症候群を起こすケースがあるため、パーキンソン病患者が発熱した場合、悪性症候群の可能性も検討する必要がある。
- 自己判断で薬を増量したり、中断したりしないよう指導することも重要である。
- 完全に誤嚥を防ぐことは難しいが、パーキンソン病患者は不顕性誤嚥が多いことを念頭におき、免疫力を上げるなどして肺炎予防することは有効である。
- そのために栄養管理や口腔ケアの徹底といった予防行動が重要である。

- パーキンソン病患者は自律神経障害から便秘になりやすく、酸化マグネシウムを内服していることが多い。
- その内服薬が摂食嚥下障害のために口腔内や咽頭に残存するケースがある。
- 口腔内が黒くなっている患者（図1）は、薬の効果が減弱している場合もあるため、レボドパ配合剤と酸化マグネシウムを内服するタイミングを分けるなどの対応策を検討する必要がある。
- 簡易懸濁し与薬する場合も、同様にレボドパ配合剤と酸化マグネシウムを分けて投与する必要がある。
- 嚥下反射惹起遅延がある場合、とろみ調整剤を使用することは一般的であり、パーキンソン病患者の多くは飲料に対して使用するケースが多い。
- 近年の研究では、とろみ調整剤が酸化マグネシウムの崩壊と溶出に影響を及ぼすとされており、とろみ調整剤が薬効へ影響を及ぼす可能性があることを考慮した服薬支援策を講じなければならない。

図1　口腔内が黒くなっている患者

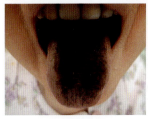
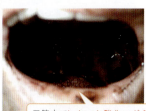

口腔内でL-dopaと酸化マグネシウム製剤が反応し、黒く変色
⇒ドパミンの含有量低下

2　リハビリテーション

- パーキンソン病は進行性の疾患であり、体の動きが徐々に悪くなるため体を動かすこと自体がおっくうになりやすい。
- 運動量が減少することで筋力が低下し、関節も固くなり、さらに体力が落ちるといった負のスパイラルに陥る。
- 転倒により骨折が起こるとADLの低下に加え、疼痛コントロールや治療による姿勢の制限を強いられる。
- その結果、慣れない姿勢で食事をすることになり、誤嚥のリスクが高ま

- る。
- 転倒を契機に嚥下機能の悪化が顕著化することも少なくない。
- パーキンソン病は気分の落ち込みや認知機能の低下を認めることがあるため、リハビリテーションをすることで、気分や認知機能によい影響を与えることもある。
- リハビリテーションを行ううえで気をつけることを**表1**に示す。

表1　リハビリテーションを行ううえで気をつけること

1. 体が動かしやすいONの時間に行うようにする
2. できるだけ毎日継続する
3. 体調に合わせて運動量を調整する
4. 強い痛みを伴うような運動は避け、痛みがあるときは主治医と相談する

- セラピストによる専門的なリハビリテーションも効果的であるが、安全に食べ続けるためには、転倒や誤嚥性肺炎の予防を行いながら日々の生活を支えることが重要である。
- 食べる動作を少しでも円滑にするために、患者に合った摂食姿勢を整えることが大切である。
- 姿勢を整えるうえで重要なのは、パーキンソン病の特徴でもある首下がりによる気道確保の体位にならないよう調整し、できる限り座面など接地面を大きくとることである。
- 食べる前の準備運動は有効であるため、頸部の左右回旋や前後・左右の屈曲といったストレッチに加え、肩の上下運動や肩を回すなど肩周囲のストレッチは摂食動作をしやすくする。
- 口腔内の食物移送をスムーズにするため、「パタカラ」の発声や挺舌と舌を素早く引っ込める舌運動もよい。
- 誤嚥した際の咳嗽力も肺炎を左右する要因になる。
- 喀出力を上げるためには呼気力や声門閉鎖が重要であり、深呼吸、ブローイング、ハッフィング、プッシングエクササイズなどが有効である。
- 飲み込むタイミングが合わず、飲み込む動作にすくみが出る患者には、飲み込むタイミングをとりやすいようなかけ声や合いの手などをかけることも有効である。

（大和田恵美）

Part 6 疾患・状態別 摂食嚥下障害看護

高次脳機能障害①
高次脳機能障害と摂食嚥下機能

- 高次脳機能障害は、摂食嚥下の5期（先行期・準備期・口腔期・咽頭期・食道期）のどこか一部分に影響を及ぼすのではなく、複数の高次脳機能障害が摂食嚥下の5期のさまざまなところに複合して影響している。
- 食事を摂取場面だけで捉えるのはなく、食事の準備（ベッドから食事の場所まで移動する・身なりを整える・手を洗う・その患者に合った姿勢を整える）から、食事場面（食事形態・摂取方法・使用する食具・口腔内の残渣・むせ込みの有無・湿性嗄声や湿性咳嗽）、食後では、歯磨きをする・入れ歯を洗う・口を拭く・身なりを整える・病室に戻る・訓練をするなど、食事を生活の中の一連の流れの中で捉え、高次脳機能障害が食生活にどのような影響を及ぼしているのかを把握する必要がある。

❶注意障害
- 周囲の人の話し声や音などが気になって食事に集中できず、食事動作が止まってしまって食事に時間がかかり、摂取量も減ってしまう結果となることがある。

❷半側空間無視
- 右側ばかりに注意が向いてしまい、左側に置いてあるものに気がつかず、食事姿勢が左に傾き姿勢を保てなくなることがある。

❸記憶障害
- 食事方法や注意点を指導・説明しても忘れてしまい食べ方が粗雑になり、誤嚥・窒息のリスクが増大する。

❹遂行機能障害（行動障害）
- 食事動作を順序よく進めることができず、次に何をしたらよいのかがわからなくなり、食事が進まない。

❺失行
- パターンや順序・方法を覚える必要がある作業を行う能力が失われる。
- そのため、食事場面でもスプーンの使い方がわからずに、食器から直接食べようとする。目の前で正しいやり方を示しても、それを真似するこ

とも困難な場合もある。

❻口顔面失行
- 咀嚼をしなくなり食物が口腔内にとどまり、そこから咀嚼運動が始まらないこともある。

❼失語
- 言葉を作り出すことができず、自分の気持ちや食の好み、食べ方などを伝えることができない。
- そのため、食べることを諦めてしまったり、怒り出してしまうことがある。結果として、表面的には食事の拒否や食事摂取量の低下となって現れることがある。

（小澤公人）

COLUMN

高次脳機能障害の症状

臨床場面での代表的な症状では、左大脳半球損傷として「失語・失行」があり、右大脳半球損傷として「半側空間無視・注意障害」などが混在している。障害部位が同じであっても症例によって症状が異なっていることが多い。

（小澤公人）

前頭葉（左もしくは両側性）
認知障害（注意障害・記憶障害）
行動障害（自発性低下など）
運動性失語
病態失認

左側頭葉
感覚性失語
記憶障害
攻撃性

左頭頂葉
手指失認　　観念運動失行
左右失認　　観念失行
失算　　　　構成障害
失書　　　　両側性身体失認

後頭葉
相貌失認
視覚失認
純粋失認

右側頭葉
韻律障害（抑揚がなくなる）
音楽能力の低下

右頭頂葉
左半側空間無視
病態失認
身体失認
地誌的失認
着衣失認
構成障害

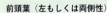

Part 6　疾患・状態別 摂食嚥下障害看護

高次脳機能障害②

高次脳機能障害患者への食支援方法

- 摂食嚥下障害患者に対しては、急性期早期からアプローチを開始していくことが、早期経口摂取再開に向けて重要である。
- 回復期においても同様で、かかわりを開始するのは1日でも早いほうがよい。
- 「口から食べる」ことは、さまざまな感覚刺激を与え、情報を統合し、記憶・判断・思考・学習・感動などの高次な脳機能を活性化させていくことになる。
- ADLを回復・拡大する最初の一歩は経口摂取であるといわれている。

1 | 全身状態の観察と身体の状態を整える

- 身体の状態を整えるためには、口腔機能・呼吸状態・循環動態・覚醒状態・姿勢・摂食嚥下機能を複合的に捉える必要がある。
- まず、全身状態（覚醒・呼吸・循環）を観察することから始める。
- 検温時の声かけや普段の生活の中での、意欲や記憶・体動時の痛みや苦痛などについても観察し、食事ができる状態であるかどうかをアセスメントする。

2 | 環境を整える

- 高次脳機能障害によって、「理解できない」「どうしたらよいのかわからない」「伝えられない」などの症状が起こると、拒否に見える行動をしたり、怒り出すなど、問題行動として捉えられてしまうことが多くある。
- 食事をすることを認識しやすいように、以下のように環境を整備する。
- 食事に集中できる環境を作る。
  ・テレビを消す・騒音などをなくす、左側の半側空間無視があるときは、右側にテレビを置かないなど視界を制限する。
- 食堂などで人や音の刺激が多く集中できない場合は、個室で食べるなど、食事の場所を配慮する。
  ・部屋の角に向かって食べることなどの工夫もする。

3 | 姿勢を整える

- 片麻痺や廃用性機能低下・低栄養などでは耐久性の低下などにより姿勢保持が行えない。
- 食事に集中できず時間がかかってしまう。食事摂取量が低下するばかりでなく、摂食嚥下機能にも影響を与え、誤嚥・窒息のリスクが高くなる。
- お膳が見える高さのテーブルを使用し、足底がしっかりと床につく高さの椅子に座り、テーブルと身体の間が拳1個ほどの間隔が開く位置に椅子や車椅子を合わせる。
- 座位やリクライニング位などの姿勢を安定させるために、枕やタオル・寝具を使用して、身体とベッド・車椅子の隙間を埋めるようにすることで姿勢を整える。

4 | 五感を刺激する

- 食支援をする際に大切なことは「食べる人の手になる」ことである。
- 食支援の基本は、自分たちが食事をする動作の再現である。
- 安定した正しい姿勢で座り、眼で食事を認識し、どれを食べるか選択して食器をとり、箸を把持して食物をつかみ、口元まで来たときに匂いを感じて、口に取り込み、口唇を閉じて箸を引き抜く。
- 咀嚼しているときは、舌で味を感じて鼻咽腔から鼻に抜ける匂いを感じ、味わいまでも感じながら食事をする。
- 五感(触覚・かみごたえ、温度覚、味覚、視覚、嗅覚)をフルに活用することが、食事に対する注意や意欲を喚起し、食欲を持続する耐久性を維持する。これが「おいしかった」という満足感につながる。

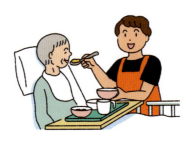

- 咀嚼が困難な人の場合は、軟らかくて湿り気の多い、ぱさぱさしていないものが適している。
- 軟らかい食物とは、必ずしもミキサー食やジュースにしたものではなく、軟らかく煮た野菜や豆腐など一般の食物の中に豊富にある。
- 最初からミキサー食に頼るよりも、舌触りのある軟らかい食物を提供することが必要であり、フォークで簡単につぶせるくらいの軟らかさが望ましい。
- 生活リズムを病棟の日課に合わせるだけでなく、患者の日常生活リズムをリハビリテーションスタッフや看護師・介護福祉士が協働して整えていくことも、患者の五感を活用する上では非常に重要である。

5 │ 誤りをさせない指導・説明・学習法（エラーレスラーニング）

- 高次脳機能障害による記憶障害があると、さまざまな出来事を覚えておく「エピソード記憶」が難しい場合がある。
- 何か行動を起こして失敗したとしても、「失敗したこと」を覚えることが難しく、再び同じような場面で同じ失敗をしてしまう。
- いったん何かを間違って覚えてしまうと、その誤った内容を別の正しい内容に覚え直すことが難しい面もあるため、新しいことを記憶する場合に、誤りを経験させずに正しいことを覚えてもらう方法をとることがある。
- 記憶障害の患者であっても「潜在学習」の能力が残存しており、さまざまな情報や代償方法の習得に際して試行錯誤して学習すると、誤りを排除できずに、逆に誤りが強化されてしまうためである。
- 高次脳機能障害を持つ患者にかかわる際には、「違いますよ、〜ですよ」「そうじゃないです、〜です」と意図的に患者の誤りを訂正するのではなく、最初から間違わないように正解を引き出すようなかかわりをすること重要である。

（小澤公人）

Part 6　疾患・状態別 摂食嚥下障害看護

認知症①

認知症に伴う摂食嚥下機能の変化

1｜口腔機能の変化

- 認知症が進行すると、会話の頻度や口を動かす機会が減り、口腔の廃用が起こる。
- 認知症では脳と神経が進行性に変性していくため、進行によって口腔の協調性が低下し、思うように動かすことが困難となり、口腔内の感覚機能も低下する。

2｜舌機能の変化

- 認知症の進行に伴い舌や頬の「協調運動」が障害され、舌運動の協調性が低下し、咀嚼し食塊を形成することや舌の圧が低下することによる咽頭への送り込みが困難となる。

3｜食欲の変化

- 食欲低下は加齢に伴う消化吸収機能の低下によっても起こりうるが、認知症においては、初期から味覚や嗅覚の低下が起こり、それが食欲低下を引き起こす。
- 食欲低下により栄養摂取量が減るため、低栄養状態となるリスクが高い。
- 認知症の人では食欲にかかわる感覚器の変化を確認する必要がある。
- 便秘による食欲への影響もあるため、排便コントロールも重要となる。
- 感覚器において、味覚は認知症の進行により鈍化し、特に甘味に対して鈍くなる。
- 唾液量の低下により苦味や酸味が希釈できなくなることで、おいしさを感じなくなることもある。そのため、甘味に嗜好が偏るアルツハイマー型認知症の人も多く、嗜好に合わせた支援が必要となる。
- 嗅覚の低下は、特にレビー小体型認知症の初期で生じやすく、アルツハイマー型認知症では著しく低下する。食事を出されてもにおいがわからず、食べたいという意欲が減退してしまう。

(工藤紘子)

Part 6　疾患・状態別 摂食嚥下障害看護

認知症②

認知症の種類と摂食嚥下障害看護

- 認知症の進行に従って、摂食嚥下障害による食事の困難さは変遷していく。そのため、認知症の種類に応じた摂食嚥下障害への食支援が必要となる。
- 認知症の症状には「中核症状」と「行動・心理症状（BPSD）」があり、この2つの症状に応じたアセスメントをもとにした食支援が必要である。
- 食行動のアセスメントでは、義歯による口腔粘膜の炎症や食事形態への影響などの視点も必要である。

1 | アルツハイマー型認知症

- アルツハイマー病を原因として生じる進行性の認知症で、異常なたんぱく質が脳内に溜まることにより脳が徐々に萎縮する病気である。
- 早期から認知機能の低下があるが、身体機能の障害が出現するのはかなり進行してからであり、嚥下機能については終末期に近づくまで比較的保たれる。
- 食支援について重要なのは「なかなか食べ始めない」「食べない」「食事に時間がかかる」といった食行動の障害である。
- 日常生活機能では、移動能力や更衣、見繕い、入浴が困難になってから、排泄の自立が困難になり、最後に摂食機能が低下する（**図1**）。

1 中核症状への食支援
❶記憶障害
- 古い記憶は維持されていて直前の記憶を忘れてしまうのが特徴である。
- 経験した行動ではなく、行動したこと自体を忘れてしまうので、食事を摂取した直後に食事について確認することがある。
- さらに記憶障害が進行すると、食具やカトラリーの使用方法がわからなくなるため、手に持ってもらう、目の前で見てもらうといった支援をすると身体は使い方を記憶しているため食べ始めることができる。

図1 認知症の人の食を支える理由

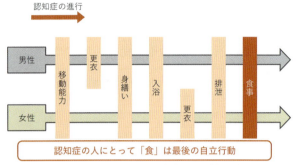

Lechowski L, Van Pradelles S, Le Crane M, et al：Patterns of loss of basic activities of daily living in Alzheimer patients：A cross-sectional study of the French REAL cohort. Dement Geriatr Cogn Disord 2010；29（1）：46-54.より一部改変

❷見当識障害
- アルツハイマー型認知症では障害が出る順序がほぼ決まっており、進行に伴い「時間→場所→人」の順でわからなくなる。
- 食事をしてよい時間なのか場所なのかがわからずに食べ始めないという行動として出現するため、リアリティオリエンテーションとともに安心して食事摂取できるという気持ちになるようにかかわる必要がある。

❸注意障害
- 注意力や集中力が低下し、気になる部分からは注意をそらすことができなくなる特徴がある。
- 注意散漫とならない環境、短い文章（目を見て、ゆっくり）で声かけする、食器などは絵や模様が気にならないものを使用するなどの支援が必要となる。

❹失認
- 空間や画像の認知が困難となり、絵や模様が理解できなくなり、注意障害も相まって食事が始められなくなる。注意障害への支援と同様な支援が必要となる。

❺実行機能の障害
- 計画を立て、効果的に目標達成するために遂行することが困難となる。
- 注意障害の影響もあり、食事の際に交互に食物を摂取することが困難となり、目の前の食器が空になるまで摂取し、次の食器に移るという食行動となる。

❻失行
- 記憶障害では身体は食具の使い方がわかるが、失行では食具やカトラリーを持っても使い方がわからず、食事が始められない。あるいは、手づかみ食べとなることがある。
- 咀嚼機能を考慮し、手づかみ食べできる食品を提供する支援も必要となる。

❼理解力・判断力の障害
- 季節に応じた服装の判断、料理の味付けに使う調味料の選択など日常生活で行っている些細な理解力が低下し、判断できなくなる。
- 食支援に関しては、自分の好きなものばかり摂取し、目の前にあるものを何でも食べてしまうという症状が出ることがある。

2 BPSDへの食支援
- BPSDは、性格や経験、生活している環境や人間関係に大きく左右されるため、中核症状と異なり、症状の個人差が大きい。
- 抑うつによる食欲低下や経口摂取量の低下、介護への抵抗、食行動の異常（異食、盗食、過食、拒食）がある。
- 異食に関しては、食物以外のもの（芳香剤やアイスノンなど）を摂取してしまわないように身のまわりにある生活用品を確認し、摂取しないように設置するなどの環境調整が必要である。

2 | レビー小体型認知症
- 脳の神経細胞の中にレビー小体という物質ができて、神経細胞が徐々に変性・減少する進行性の認知症である。アルツハイマー型認知症に次いで多い。
- 歩行障害や姿勢保持の困難、誤嚥しやすくなるなど、比較的早期から身体症状が現れ、図2のような中核的特徴と支持的特徴がある。

図2　レビー小体型認知症の中核的特徴と支持的特徴

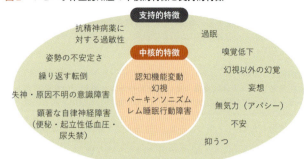

中核的特徴はレビー小体型認知症の診断根拠となる症状である。支持的特徴は、アルツハイマー型認知症の周辺症状とは少し異なり、中核的特徴との因果関係があまりないが、よくみられる症状である。

野原幹司，石上順子，鳥嶋裕子編：認知症患者さんの病態別食支援 安全に最期まで食べるための道標．メディカ出版，大阪，2018：39．より引用

1　中核的特徴への食支援

❶認知機能の変動

- 認知機能が数時間から数日、もしくは数か月の経過で変動することがある。
- よいときは発症前と変わらない印象を受けるが、悪いときは会話が困難となり、体動が鈍くなるため、認知機能の変動があることを知っておくことが必要である。
- 認知機能がよいときを見極めて食事介助をすることが重要である。
- 少量でエネルギー量の高い補助食品をとる、間食をとるなど変動に合わせた対応を検討する。
- 内服時に少量の栄養剤（50mL程度）を摂取し、1日の必要エネルギー量を確保するなどの工夫も、内服アドヒアランスが高い高齢者には有効な場合もある。効果があるかどうか試すことも必要である。

❷具体的な幻視

- はっきりわかる人物や動物・虫が幻視として現れ、幻聴はないという典型的な症状がある。
- 幻視の訴えや行動があるときには、食器の変更や、模様のない食器やエプロンを使用し、食事場所の照明を明るくするなど幻視による不安感を

少しでも解消する支援が必要となる。

❸パーキンソニズム
- レビー小体が蓄積する病態のためパーキンソン病に共通したパーキンソニズムが見られる。
- パーキンソニズムは安静時の手足の振戦、ゆっくりと小刻みな動き、身体のバランスの維持と修正が困難などのことをいう。
- レビー小体型認知症では、安静時の振戦が少なく、姿勢が維持できない、ゆっくりと小刻みな動き、他動的に手足を動かしたときの抵抗があるといった特徴がある。

2 支持的特徴への食支援
❶抗精神病薬に対する過敏性
- パーキンソン病と共通する部分が多く、神経伝達物質のドパミン不足によるパーキンソニズムの増悪による嚥下機能の低下に注意が必要である。
- ドパミンの効果を打ち消す抗精神病薬・制吐薬は通常量の投薬でも高度のパーキンソニズムや嚥下障害を呈することがあるため、内服量について、認知機能とともにアセスメントすることが重要となる。

❷自律神経障害（起立性低血圧、便秘、尿失禁など）
- 自律神経系が障害を受け、特に交感神経系の調整が困難となるため、血圧変動が症状として現れやすく、毎日の変動や日内変動が大きい。
- 食支援の際には起立性低血圧の影響を受けることがあるため、姿勢変化時の血圧測定を実施し、姿勢変更後すぐに食事摂取しないなど血圧の変動に注意する必要がある。
- 食後30分から1時間の間に血圧が低下する「食事性低血圧」という状態もあるため、食べ過ぎない、ゆっくり食べる、炭水化物を少なめにする、食後すぐの運動や入浴を避けるなどの予防法を考慮する。
- レビー小体型認知症では便秘が問題となることが多いため、排泄コントロールを実施する必要がある。

3 ｜ 血管性認知症

- 脳の血管障害や血流低下の結果生じる認知機能障害で、他の3つの変性性疾患とは異なり、非変性性疾患に分類される。
- 障害を受ける血管の部位によって、さまざまな障害が現れるが、比較的共通して見られる障害としては、遂行機能障害や注意障害、歩行障害が

ある。
- 脳の大きな動脈の閉塞や出血による大脳の表面近く（大脳皮質）の皮質下性血管性認知症では、偽性球麻痺や高次脳機能障害（意思疎通への介助など）への食支援の工夫が重要となる。
- 大脳皮質の内側や大脳基底核という部分が障害される皮質下性血管性認知症が血管性認知症の実態といわれている。
- 皮質下性血管性認知症では見た目よりも嚥下機能が低下しており、重度の誤嚥を呈することがある。

4 ｜ 前頭側頭型認知症

- 前頭葉と側頭葉が障害される変性性の認知症で、臨床的には比較的若い年齢で発症する特徴がある。
- 前頭葉と側頭葉の機能低下に伴う症状が見られ、前頭葉による行動制御（抑制）が外れるために生じる。
- 記憶障害は、比較的軽度で空間認知機能も保持され、認知機能の変動や幻視といった症状はないが、人格変化・行動障害・言語障害が目立つといわれている。
- 人格変化や行動障害では抑制が効かなくなり、周囲への配慮がなくなり、こだわりが強くなって同じことを繰り返す（常同行動）。言語障害では、言葉の意味がわからなくなり、流暢性が低下するといったさまざまな症状を示す。

1 中核的特徴

❶潜在性の発症と緩徐な進行
- 他の変性性認知症と同様に徐々に発症し、平均すると10年くらいで寝たきりになるといわれており、寝たきりになると嚥下機能が低下し誤嚥が増えてくる。

❷社会的人間関係を維持する能力が早期から低下
- 食事時間であっても他人に合わせることなく、自分が食べたくなければ食事はとらず、集団行動や集団生活になじむことが困難なことがある。

❸自己行動の統制が早期から障害
- 思いを制御することなく行動に移し、目の前の他者の動作を真似したり（模倣行動）、言葉を模倣したり（オウム返し）が特徴的である。「ごっくんして」と声かけすると「ごっくん」と表出することを経験する。

❹感情が早期から鈍化
- 早期から感情が乏しくなり、無関心や自発性の低下へつながり、食事も無表情のまま淡々と食べる傾向がある。

❺病識が早期から喪失
- 自分ができていないという認識や自分の行動が逸脱しているという自覚がまったくない。

2 支持的特徴
❶自己の衛生・静養の障害
- 清潔不潔を考慮せず、そのときにしたいことや気になったことを実行する傾向があるため、食べこぼしを放置したまま食べてしまうという症状が出てくる。

❷精神の硬直化、柔軟性の欠如
- これまでの習慣と違うことへの強い拒否や、否定・抑制されることへの易怒性があり、日常生活での「こだわり」への配慮が必要である。
- 新たな環境や体験が非常に苦手であり、食支援においては日常的に行っていた食行動を把握し、嚥下機能に応じた環境調整と援助が重要となるため、本人が落ち着いて食事をできるような配慮が求められる。

❸口唇傾向と嗜好の変化
- 手にしたものを何でも口に運ぼうとする行為を「口唇傾向」といい、食物ではないものを口にしないように見守りが必要である。
- 好きなものしか食べない、味が濃いもの、甘いものを好むといった極端な嗜好の変化が現れ、糖尿病や腎不全などの既往がある人では疾病管理や栄養管理が困難となる。

❹常同行動
- 同じ行動を繰り返すことをいい、食事時間になっても同じところを歩き続けたりするなどの行動を続けてしまうため食行動の障害となる。
- その際には、歩く経路に補助食品を置いて食べてもらうなどの工夫が必要となる。
- 時間軸での常同行動が出現するとスケジュール通りに食事摂取をするという食行動となるため、本人の日常生活のスケジュールに対応することが必要となる。

❺利用行動
- 目の前にあるものや差し出されたものをとりあえず握る行動で、食事の場面ではごはんと副食を交互に食べることができなくなり、1品ずつ順番に食べていく。
- この行動は食事を全量摂取することも可能であり、健康上は大きな問題とならないため見守る場合が多い。

3 中核的特徴と支持的特徴への食支援

- 前頭葉による抑制・制御が障害されているため、「詰め込み食べ」など食行動の変化の出現が他の認知症と比較して多くなること、感情や行動がうまくコントロールできないなどの生活のしづらさがあることを念頭においてかかわる必要がある。
- 常同行動、利用行動を理解し、窒息予防を目的に柔軟に対応する必要がある。

(工藤紘子)

Part 6　疾患・状態別 摂食嚥下障害看護

高齢者

高齢者の摂食嚥下障害：フレイルとオーラルフレイル

- フレイルとは、加齢により心身が衰えた、健康な状態と要介護状態の中間の段階を指す。
- 口腔の状態の変化は、「オーラルフレイル」と呼ばれ、加齢による歯の数の減少、咀嚼機能の低下、舌の力の減少、舌の動きの機能低下などが他の身体機能に先立って起こる。
- オーラルフレイルのレベルの移行に伴い、フレイルに対する影響度が増大する（図1）。
- フレイルへの介入では、栄養療法の指導に加え、高齢者の摂食嚥下機能の向上を目指した「つばめ体操」などの運動療法が取り入れられている。
- オーラルフレイルへの介入では、さまざまな医療・介護の現場において「口腔領域の軽微な機能低下を見逃さない」と警鐘を鳴らすことを目標とし、地域の通いの場を中心とした取り組みが行われている。
- 高齢者を対象とした摂食嚥下障害看護では、積極的に行政や地域と連携を図り、行政や地域が行うフレイル予防の事業などを通して、摂食嚥下障害の発症リスクの高い高齢者に対してアプローチできるように看護の活動範囲を拡大する必要がある。
- こうした活動により、高齢者やその家族、地域で高齢者を支えるすべての人々の摂食嚥下障害に関する理解や意識が向上し、摂食嚥下障害の発症、誤嚥性肺炎や窒息などの予防につながる。
- 摂食嚥下障害の発症には、加齢に伴う嚥下機能の変化に加え、さまざまな原因疾患を背景として、身体機能の低下、基礎疾患や内服薬の影響、認知・意欲等精神活動の低下、ADLの低下、生活環境や介護環境などが複雑に絡みあっている（図2）。
- 高齢者の摂食嚥下障害では、加齢に伴う嚥下機能変化が嚥下障害の原因疾患の病態を修飾する。
- 高齢者の摂食嚥下障害看護では、その高齢者の摂食嚥下障害の発症にどのような要因が考えられるかをアセスメントして、摂食嚥下障害のリスクの評価、誤嚥や窒息のリスクの評価を行い、経口摂取を継続する支援を組み立てていく。

（伊藤美和）

図1　オーラルフレイル概念図2019年版

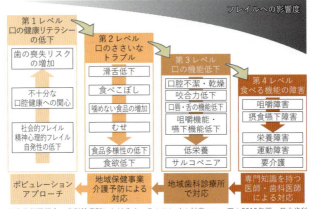

日本歯科医師会：歯科診療所におけるオーラルフレイル対応マニュアル2019年版．日本歯科医師会，東京，2019；12．より引用
https://www.jda.or.jp/dentist/oral_frail/pdf/manual_all.pdf（2024.7.30アクセス）

図2　高齢者の嚥下障害の背景

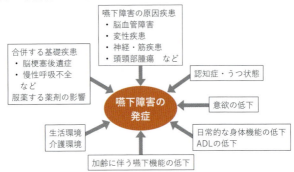

大前由紀雄：高齢者の嚥下障害の特徴．音声言語医学 2013；54：168．より引用

役立つ資料

資料1　GLIMを用いた低栄養診断法

スクリーニング
低栄養リスクあり

- NRS-2002≧3
- またはMNA-SF≦11
- またはMUST≧1
- 等、信頼性/妥当性検証済みツール

かつ

現症
1つ以上

- 体重減少　＞5%/半年
  - または＞10%/期間問わず
- BMI底値　＜18.5kg/m²（70歳未満）
  - ＜20.0kg/m²（70歳以上）
- 骨格筋量減少
  - サルコペニア診断基準に準ずる

かつ

病因
1つ以上

- 食事摂取量不足/消化吸収不良
  - 50%不足/1週間以上
  - 長期的不足/2週間以上
  - または慢性的な胃腸障害
- 疾患の影響
  - 急性疾患や外傷
  - または慢性疾患
  - または慢性炎症

低栄養スクリーニングツールで低栄養リスクありと同定され、現症カテゴリー3項目のうち1項目以上、病因カテゴリー2項目のうち1項目以上に異常を認めた場合、低栄養と診断する。

高畠英昭：誤嚥性肺炎の包括的アプローチ．医歯薬出版，東京，2021：85．より引用

資料2　摂食嚥下障害の原因となる代表的な疾患

A. 器質的原因

口腔・咽頭	食道
舌炎、アフタ、歯槽膿漏 扁桃炎、扁桃周囲腫瘍 咽頭炎、喉頭炎、咽後膿瘍、憩室（Zenker） 口腔・咽頭腫瘍（良性、悪性） 口腔咽頭部の異物、術後 外からの圧迫（頸椎症、甲状腺腫、腫瘍など） その他	食道炎、潰瘍 ウェッブ（web）、憩室、リング（ring） 狭窄、異物 腫瘍（良性、悪性） 食道裂孔ヘルニア 外からの圧迫（頸椎症、腫瘍など） その他

B. 機能的原因

口腔・咽頭	食道
脳血管障害、脳腫瘍、頭部外傷 脳腫瘍、脳炎、多発性硬化症 神経筋疾患（パーキンソン病、筋萎縮性側索硬化症など） 末梢神経炎（ギラン・バレー症候群など） 重症筋無力症、筋ジストロフィー 筋炎（各種）、代謝性疾患 薬剤の副作用 その他	脳幹部病変 アカラジア 神経疾患（パーキンソン病など） 筋炎（各種） 強皮症、SLE 薬剤の副作用 その他

C. 心理的原因

神経性食思不振症
痴呆、拒食
心身症
うつ病、うつ状態
その他

藤島一郎：脳卒中の摂食・嚥下障害とリハビリテーション．脳卒中の摂食・嚥下障害 第2版．医歯薬出版，東京，2007：3．より引用

資料3　フレイルの基本チェックリスト（厚生労働省）

No.	質問項目	回答（いずれかに○をお付け下さい）		
1	バスや電車で1人で外出していますか	0.はい	1.いいえ	
2	日用品の買い物をしていますか	0.はい	1.いいえ	
3	預貯金の出し入れをしていますか	0.はい	1.いいえ	
4	友人の家を訪ねていますか	0.はい	1.いいえ	
5	家族や友人の相談にのっていますか	0.はい	1.いいえ	
6	階段を手すりや壁をつたわらずに昇っていますか	0.はい	1.いいえ	運動
7	椅子に座った状態から何もつかまらずにたちあがっていますか	0.はい	1.いいえ	
8	15分くらい続けて歩いていますか	0.はい	1.いいえ	
9	この1年間に転んだことがありますか	1.はい	0.いいえ	
10	転倒に対する不安は大きいですか	1.はい	0.いいえ	
11	6か月間で2～3kg以上の体重減少がありましたか	1.はい	0.いいえ	栄養
12	身長　　cm　体重　　kg（BMI＝　　）(注)			
13	半年前に比べて固いものが食べにくくなりましたか	1.はい	0.いいえ	口腔
14	お茶や汁物等でむせることがありますか	1.はい	0.いいえ	
15	口の渇きが気になりますか	1.はい	0.いいえ	
16	週に1回以上は外出していますか	0.はい	1.いいえ	閉じこもり
17	昨年と比べて外出の回数が減っていますか	1.はい	0.いいえ	
18	周りの人から「いつも同じことを聞く」などの物忘れがあるといわれますか	1.はい	0.いいえ	認知
19	自分で電話番号を調べて、電話をかけることをしていますか	0.はい	1.いいえ	
20	今日が何月何日かわからない時がありますか	1.はい	0.いいえ	
21	（ここ2週間）毎日の生活に充実感がない	1.はい	0.いいえ	うつ
22	（ここ2週間）これまで楽しんでやれていたことが楽しめなくなった	1.はい	0.いいえ	
23	（ここ2週間）以前は楽にできていたことが今ではおっくうに感じられる	1.はい	0.いいえ	
24	（ここ2週間）自分が役に立つ人間だと思えない	1.はい	0.いいえ	
25	（ここ2週間）わけもなく疲れたような感じがする	1.はい	0.いいえ	

（注）BMI（＝体重(kg)÷身長(m)÷身長(m)）が18.5未満の場合に該当とする。

資料4　地域高齢者のための摂食嚥下障害リスク評価尺度改訂版

■ここ3か月の間、食事中に次の症状がどの程度あらわれましたか？
■1問ごとに、該当する程度の点数（0・1・2・3）のいずれか1つに○をつけてください。
■○をつけた点数を枠ごとに合計して記入してください。
■その合計点を下の段に記入してください。

番号	食事中にあらわれる症状の質問	ほとんどない	まれにある	時々ある	いつもある	点数
1	水分や食べ物が鼻にあがる	0	1	2	3	
2	食べ物をいつまでも飲み込まずに噛んでいる	0	1	2	3	
3	水分が飲み込みにくい	0	1	2	3	
4	ご飯が飲み込みにくい	0	1	2	3	
5	食べ物が喉にひっかかる感じがする	0	1	2	3	
6	食べ物が喉に残る感じがする	0	1	2	3	
7	食事中や食後に濁った声に変わる	0	1	2	3	点
8	水分や食べ物が口に入ったとたんにむせたり、咳込んだりする	0	1	2	3	
9	水分や食べ物を飲み込む時にむせたり、咳込んだりする	0	1	2	3	
10	水分や食べ物を飲み込んだ後にむせたり、咳込んだりする	0	1	2	3	
11	水分を飲み込むときにむせる	0	1	2	3	
12	ご飯を飲み込むときにむせる	0	1	2	3	点
13	噛むことが困難である	0	1	2	3	
14	硬い食べ物を避け、軟らかい食べ物ばかり食べる	0	1	2	3	
15	口がパサパサしていると感じる	0	1	2	3	
16	パサパサ、モサモサした食べ物は飲み込みにくい	0	1	2	3	
17	口から食べ物がこぼれる	0	1	2	3	
18	言葉が明瞭でない	0	1	2	3	
19	食べ物を飲み込んだ後に舌の上に食べ物が残る	0	1	2	3	
20	食べるのが遅くなる	0	1	2	3	点
21	食べ物や酸っぱい液が胃から喉に戻ってくる	0	1	2	3	
22	食べ物が胸につかえる感じがする	0	1	2	3	
23	胸やけがする	0	1	2	3	
合計点数（6点以上：摂食・嚥下障害リスクあり）						点

（1～7：咽頭期、8～12：誤嚥、13～20：準備期・口腔期、21～23：食道期）

深田順子、鎌倉やよい、万歳登茂子、他：高齢者における嚥下障害リスクに対するスクリーニングシステムに関する研究．日本摂食嚥下リハビリテーション学会誌 2006；10（1）：31-42．より引用

資料5　小児の摂食嚥下障害の問題別対応

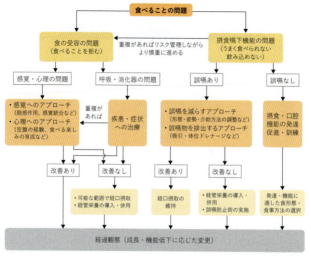

(牛尾実有紀)

文献一覧

Part 1　摂食嚥下リハビリテーションと摂食嚥下障害看護

■摂食嚥下障害のとらえ方
1. 才藤栄一，植田耕一郎監修，出江紳一，鎌倉やよい，熊倉勇美，他編：摂食嚥下リハビリテーション 第3版．医歯薬出版，東京，2016：356．

■摂食嚥下リハビリテーションの考え方
1. 向井美惠，鎌倉やよい編：摂食・嚥下障害の理解とケア．Gakken，東京，2003．
2. 上田敏：ICFの理解と活用．萌文社，東京，2005．
3. 巨島文子，倉智雅子，藤島一郎：摂食嚥下のリハビリテーション．喉頭 2020；32：20-28．

Part 2　摂食嚥下障害の理解のための基本

■摂食嚥下にかかわる解剖
1. 鎌倉やよい編：嚥下障害ナーシング．医学書院，東京，2000．
2. 向井美惠，鎌倉やよい編：摂食・嚥下障害ベストナーシング．Gakken，東京，2010．
3. 上羽瑠美：見える！わかる！摂食嚥下のすべて．Gakken，東京，2010．
4. 才藤栄一，植田耕一郎監修，出江紳一，鎌倉やよい，熊倉勇美，他編：摂食嚥下リハビリテーション 第3版．医歯薬出版，東京，2016．
5. 山田好秋：よくわかる摂食・嚥下のメカニズム 第2版．医歯薬出版，東京，2013．

■摂食嚥下モデル
■摂食嚥下の3・4期モデル
■摂食嚥下の5期モデル
■摂食嚥下のプロセスモデル

1. Palmer JB：Integration of oral and pharyngeal bolus propulsion：a new model for the physiology of swallowing. 日本摂食嚥下リハビリテーション学会誌 1997；1：15-30．
2. Hiiemae KM, Palmer JB：Food transport and bolus formation during complete feeding sequences on foods of different initial consistency. Dysphagia 1999；14：31-42．
3. Palmer JB：Bolus aggregation in the oropharynx does not depend on gravity. Arch Phys Med Rehabil 1998；79：691-696．
4. 松尾浩一郎，才藤栄一，武田斉子，他：咀嚼および重力が嚥下反射開始時の食塊の位置に及ぼす影響．日本摂食嚥下リハビリテーション学会誌 2002；6：65-72．

Part 3　摂食嚥下障害のアセスメント・検査・診断

■質問紙を用いた問診
■各種スクリーニング検査
1. 大熊るり，藤島一郎，小島千枝子，他：摂食・嚥下スクリーニングのための質問紙の開

発. 日本摂食嚥下リハビリテーション学会誌 2002；6（1）：3-8.
2. 中野雅徳, 藤島一郎, 大熊るり, 他：スコア化による聖隷式嚥下質問紙評価法の検討. 日本摂食嚥下リハビリテーション学会誌 2020；24（3）：240-246.
3. 若林秀隆, 栢下淳：摂食嚥下障害スクリーニング質問紙票EAT-10の日本語版作成と信頼性・妥当性の検証. 静脈経腸栄養 2014；29（3）：871-876.
4. 倉智雅子, 小口和代, 大野木宏彰：これでナットク！摂食嚥下機能評価のコツ. 青柳陽一郎編集, Monthly Book MEDICAL REHABILITATION. 全日本病院出版会, 東京, 2019：16-25, 33-37.

■嚥下造影検査（VF）
■嚥下内視鏡検査（VE）
1. 二藤隆春, 勝俣明敏, 小山珠美, 他：嚥下造影の検査法（詳細版）日本摂食嚥下リハビリテーション学会医療検討委員会2014年度版. 日本摂食嚥下リハビリテーション学会誌 2014；18（2）：166-186.
2. 武原格, 石井雅之, 勝又明敏, 他：嚥下内視鏡の手順2021改訂（修正版）日本摂食・嚥下リハビリテーション学会医療検討委員会. 日本摂食嚥下リハビリテーション学会誌 2013；17（1）：87-99.
3. 栢下淳, 藤島一郎, 藤谷順子, 他：日本摂食嚥下リハビリテーション学会嚥下調整食分類 2021 日本摂食嚥下リハビリテーション学会 嚥下調整食委員会. 日本摂食嚥下リハビリテーション学会誌 2021. 25（2）：135-149.

■摂食嚥下障害の重症度分類（DSS）
1. 才藤栄一他：摂食・嚥下障害の治療対応に関する総合的研究. 平成11年度厚生科学研究費補助金研究報告書, 厚生科学研究費補助金（長寿科学総合研究事業）1999：1-17.
2. 才藤栄一, 向井美惠監修, 鎌倉やよい, 熊倉勇美, 藤島一郎, 他編：摂食・嚥下リハビリテーション 第2版. 医歯薬出版, 東京, 2012：114-116, 265-267.
3. 才藤栄一, 植田耕一郎監修, 出江紳一, 鎌倉やよい, 熊倉勇美, 他編：摂食・嚥下リハビリテーション 第3版. 医歯薬出版, 東京, 2016：181.
4. 三鬼達人編著：今日からできる！改訂版 摂食嚥下・口腔ケア. 照林社, 東京, 2019：52-53.
5. 向井美惠, 鎌倉やよい編：摂食嚥下障害の理解とケア. Gakken, 東京, 2003：44-47.

Part 4　摂食嚥下障害への介入方法

■口腔アセスメントの方法
■口腔ケアの具体的な進め方
1. Adachi M, Ishihara K, Abe S, et al：Professional oral health care by dental hygienists reduced respiratory infections elderly persons requiring nursing care. Int J Dent Hyg 2007；5（2）：69-74.
2. 松村康平, 小笠原正, 宮原康太, 他：経管栄養の要介助高齢者における口蓋の剥離上皮膜の形成過程. 障害者歯科 2019；40：485-492.
3. Yoshino A, Ebihara T, Ebihara S, et al：Daily oral care and risk factors for pneumonia among elderly nursing home patients. JAMA 2001；286：2235-2236.

4. 松尾浩一郎，中川量晴：口腔アセスメントシートOral Health Assessment Tool 日本語版（OHAT-J）の作成と信頼性，妥当性の検討．障害者歯科 2016；37（1）：1-7．https://www.ohcw-tmd.com/research/ohat.html（2025.1.20アクセス）
5. Eilers J, Berger AM, Petersen MC：Development, testing, and application of the oral assessment guide. Oncol Nurs Forum 1988；15（3）：325-330．村松真澄：Eilers 口腔アセスメントガイドと口腔ケアプロトコール．看護技術 2012；58（1）：12-16．
6. 池田真弓，三鬼達人，西村和子，他：口腔ケア後の汚染物除去手技の比較・健常者における予備的検討．日本摂食嚥下リハビリテーション学会誌 2013；17（3）：233-238．

■間接訓練の概要
■間接訓練の実際
・準備期・口腔期の間接訓練
・咽頭期の間接訓練

1. 岡田澄子，小島千枝子：摂食・嚥下障害に対する訓練法．才藤栄一，向井美惠監修，摂食・嚥下リハビリテーション 第2版．医歯薬出版，東京，2007：180-194．
2. 戸原玄，小山珠美，横山薫，他：訓練法のまとめ（2014版）．日本摂食嚥下リハビリテーション学会誌 2014；18（1）：55-81．
3. 黄金井裕，小山珠美：基礎訓練（構音訓練含む）．小山珠美監修，早期経口摂取実現とQOLのための摂食・嚥下リハビリテーション．メディカルレビュー社，東京，2010：126-131．
4. 川岸惠：間接訓練の概念．日本摂食嚥下リハビリテーション学会編，日本摂食嚥下リハビリテーション学会eラーニング対応 第4分野摂食嚥下リハビリテーションの介入 Ⅰ 口腔ケア・間接訓練．医歯薬出版，東京，2011：54-58．
5. 木283伸宏，金口瑛典，小澤純也：筋力増強運動の基本と実際．Jpn J Rehabil Med 2017；54：746-751．

■直接訓練の実際
・安全に直接訓練を行うための準備
・直接訓練を行うための姿勢
・直接訓練での食品の選択と介助方法
・飲み込みを中心とした直接訓練

1. 日本摂食嚥下リハビリテーション学会医療検討委員会：訓練法のまとめ（2014版）．日本摂食嚥下リハビリテーション学会誌 2014；18（1）：55-89．
2. 福村直毅編著：医療・看護・介護で役立つ嚥下治療エッセンスノート．全日本病院出版会，東京，2016．
3. 迫田綾子，北出貴則，竹市美加編：誤嚥予防，食事のためのポジショニングPOTTプログラム．医学書院，東京，2023．
4. 藤島一郎，藤森まり子，北條京子編著：新版 ナースのための摂食・嚥下障害ガイドブック．中央法規出版，東京，2016．

■嚥下機能に応じた食品の物性
■各嚥下障害に適した食形態
1. 畑裕香，清水隆雄，藤岡誠二：食物形態の相違による口腔通過時間の検討—ゼリー，ト

ロミ付き水を用いて—. 日本摂食嚥下リハビリテーション学会誌 2007；11（2）：97-103.
2. 五島朋幸：「新宿食支援研究会」の活動. 藤島一郎, 栢下淳監修, 嚥下機能の低下した高齢者への適切な食事提供に向けた病院・地域での取り組み経口摂取アプローチハンドブック. 日本医療企画, 東京, 2015：185-191.
3. 栢下淳：摂食嚥下障害患者に対する適切な食形態の選択. The Japanese Journal of Rehabilitation Medicine 2017；54（9）：691-697.
4. 仙田直之：摂食嚥下障害と食形態の関係. Monthly book medical rehabilitation 2019；238：52-57.

Part 5　摂食嚥下障害のリスク管理

■ 誤嚥性肺炎の概要
■ 誤嚥性肺炎の予防と姿勢調整

1. 厚生労働省：令和4年（2022）人口動態統計月報年計（概数）の概況：主な死因構成割合.
https://www.mhlw.go.jp/toukei/saikin/hw/jinkou/geppo/nengai22/dl/gaikyouR4.pdf
（2024.7.30アクセス）
2. 日本呼吸器学会成人肺炎診療ガイドライン2024作成委員会編：成人肺炎診療ガイドライン2024. メディカルレビュー社, 東京, 2024.
3. 迫田綾子, 北出貴則, 竹市美加編：誤嚥予防, 食事のためのポジショニングPOTTプログラム. 医学書院, 東京, 2023.
4. 嚥下性肺疾患研究会世話人会編：嚥下性肺疾患の診断と治療. ファイザー, 東京, 2003.

■ 窒息

1. American Heart Association：BLSプロバイダーマニュアル AHAガイドライン2020準拠. シナジー, 東京, 2021：85-91.
2. 神津玲：窒息・嘔吐への対処法. 日本摂食嚥下リハビリテーション学会編, 摂食嚥下リハビリテーションの前提Ver.3. 医歯薬出版, 東京, 2020：15-18.
3. 井上登太：5分以内で助けよう！　誤嚥・窒息時のアプローチ. gene, 名古屋, 2018.

Part 6　疾患・状態別　摂食嚥下障害看護

■ 脳血管障害①球麻痺
・球麻痺の嚥下障害：延髄外側症候群
・球麻痺の嚥下障害への対応

1. 才藤栄一, 向井美惠監修, 鎌倉やよい, 熊倉勇美, 藤島一郎, 他編：摂食・嚥下リハビリテーション 第2版. 医歯薬出版, 東京, 2013.
2. 藤島一郎編著：よくわかる嚥下障害 改訂第3版. 永井書店, 大阪, 2012.
3. 藤島一郎：嚥下障害と誤嚥・咽頭残留の病態及びその対処法. 日本バイオレオロジー学会誌（B&R）2006；20（2）：2-9.
4. 日本摂食嚥下リハビリテーション学会：医療検討委員会作成マニュアル, 摂食嚥下障害の評価（簡易版）2015.

https://www.jsdr.or.jp/wp-content/uploads/file/doc/assessment2015-announce.pdf
（2025.1.26アクセス）

■脳血管障害②偽性球麻痺
・偽性球麻痺の嚥下障害
・偽性球麻痺の食事摂取
・偽性球麻痺の患者ケア：間接訓練と直接訓練
・偽性球麻痺の患者の食事摂取方法：食事姿勢と食事形態ケア
・偽性球麻痺患者の食形態の調整
・偽性球麻痺の嚥下失行

1. 才藤栄一，植田耕一郎監修，出江紳一，鎌倉やよい，熊倉勇美，他編：摂食嚥下リハビリテーション 第3版．医歯薬出版，東京，2016：18．
2. 藤島一郎監修，片桐伯真，北住映二，藤本保志，他編：疾患別に診る嚥下障害．医歯薬出版，東京，2012：14．
3. 藤島一郎監修，片桐伯真，北住映二，藤本保志，他編：疾患別に診る嚥下障害．医歯薬出版，東京，2012：7．
4. 藤島一郎編著：よくわかる嚥下障害 第3版．永井書店，大阪，2012：27．
5. 藤島一郎監修，片桐伯真，北住映二，藤本保志，他編：疾患別に診る嚥下障害．医歯薬出版，東京，2012：6．
6. 向井美惠，鎌倉やよい編：摂食・嚥下障害ベストナーシング．Gakken，東京，2012：22．
7. 三鬼達人編著：今日からできる！改訂版摂食嚥下・口腔ケア．照林社，東京，2019：13．
8. 小山珠美：口から食べる幸せをサポートする包括的スキル．医学書院，東京，2017：47．
9. 藤島一郎監修：疾患別に診る嚥下障害．医歯薬出版，東京，2012：25．

■パーキンソン病
・パーキンソン病の摂食嚥下障害の特徴
・パーキンソン病の摂食嚥下障害への対応

1. 富田隆，後藤英和，吉村勇哉，他：とろみ調整食品が酸化マグネシウム錠の崩壊と溶出に及ぼす影響．薬学雑誌 2015；135（6）：835-840．
2. 磯野千春，糸数万紀，田村友美，他：嚥下障害患者における内服時のとろみ剤の使用実態および服薬ゼリーの認知度．言語聴覚研究 2022；19（4）：375-384．
3. 厚生労働省：6 パーキンソン病 概要，診断基準．
https://www.mhlw.go.jp/file/06-Seisakujouhou-10900000-Kenkoukyoku/0000089954.pdf（2025.1.26アクセス）
4. 日本神経学会監修：パーキンソン病診療ガイドライン2018．医学書院，東京，2018．
5. 野崎園子，市原典子編著：DVDで学ぶ神経内科の摂食嚥下障害．医歯薬出版，東京，2014．
6. 才藤栄一，植田耕一郎監修，出江紳一，鎌倉やよい，熊倉勇美，他編：摂食嚥下リハビリテーション 第3版．医歯薬出版，東京，2021．

■ 高次脳機能障害
・高次脳機能障害と摂食嚥下機能
・高次脳機能障害患者への食支援方法

1. 小山珠美,所和彦監修：脳血管障害による高次脳機能障害ナーシングガイド 第3版. 日総研出版,名古屋,2010.
2. 小山珠美監修：早期経口摂取実現とQOLのための摂食・嚥下リハビリテーション. メディカルレビュー社,東京,2010：152.
3. 原寛美監修：高次脳機能障害ポケットマニュアル 第3版. 医歯薬出版,東京,2015：80-81.

■ 認知症
・認知症に伴う摂食嚥下機能の変化
・認知症の種類と摂食嚥下障害看護

1. 枝広あや子編著：認知症plusシリーズ・18 認知症plus「食」を支えるケア 食事介助のコツから栄養ケア・口腔ケアまでわかるQ&A44. 日本看護協会出版会,東京,2022：2-3.
2. Kouzuki M, Ichikawa J, Shirasagi D, et al：Detection and recognition thresholds for five basic tastes in patients with mild cognitive impairment and Alzheimer's disease dementia. BMC Neurol 2020；20（1）：110.
3. Westervelt HJ, Bruce JM, Faust MA：Distinguishing Alzheimer's disease and dementia with Lewy bodies using cognitive and olfactory measures. Neuropsychology 2016；30（3）：304-311.
4. 野原幹司,石上順子,鳥嶋裕子編：認知症患者さんの病態別食支援 安全に最期まで食べるための道標. メディカ出版,大阪,2018：16-83.
5. 荒井啓行：認知症. 日本老年医学会編,老年医学系統講義テキスト. 西村書店,東京,2013：257-265.

■ 高齢者
・高齢者と摂食嚥下障害：フレイルとオーラルフレイル

1. 鎌倉やよい,湯海鵬,石垣享,他：高齢者の摂食嚥下機能向上のための「つばめ体操」に関する運動負荷の検討. 愛知県立大学看護学部紀要2021；27：25-32.
2. 深田順子,鎌倉やよい,渡邊直美,他：「つばめ体操」の口腔機能,呼吸機能,頸部・肩部の筋硬度および四肢筋肉量からみた効果 若年健常女性におけるパイロットスタディ 日本摂食嚥下リハビリテーション学会誌2021；25（3）：229-237.
3. 公益社団法人日本歯科医師会：通いの場で活かすオーラルフレイル対応マニュアル～高齢者の保健事業と介護予防の一体的実施に向けて～. 2020.
4. 大前由紀雄：高齢者の嚥下障害の特徴. 音声言語医学 2013；54：167-173.

索引

和文

あ

アイスマッサージ	118
アルツハイマー型認知症	144
あんかけ	96

い

息こらえ嚥下	89, 118
維持期	2
異食	147
胃食道逆流	106
一側嚥下	84
咽頭	11
咽頭期	19
咽頭期障害	97
咽頭後壁	75
咽頭残留	98

う・え

運動麻痺	115
エラーレスラーニング	143
嚥下おでこ体操	74
嚥下関連筋	66
嚥下後頸部回旋	83
嚥下前頸部回旋	83
嚥下失行	88, 132
嚥下造影検査（VF）	33, 91
嚥下内視鏡検査（VE）	40, 91
嚥下反射	19, 50, 98
嚥下反射促通手技	90
嚥下反射プログラム	115
嚥下モデル	14
嚥下用ゼリー	94
延髄外側症候群	114

お

嘔吐反射	67
オウム返し	151
オーラルフレイル	153

か

カーテン徴候	116
開口	59
開口訓練	118
開口努力	74
咳嗽訓練	124
改訂水飲みテスト	29
開鼻声	117
下咽頭	11
獲得期	2
過食	147
学会分類2021（食事）	35
学会分類2021（とろみ）	36
下部食道括約筋	13
環境改善的アプローチ	5
間接訓練	63
完全側臥位	85
含嗽	52

き

記憶障害	139, 146
機会誤嚥	46
義歯	51, 81
器質的原因	3
器質的障害	2
偽性球麻痺	119
基礎体力の向上	105
気道の防御反応	103
機能的原因	3
機能的障害	2
基本機能	2
吸引器	41, 62
救急カート	41

臼後三角	72
球麻痺	114
凝集性	93
拒食	147
起立性低血圧	149

く

口すぼめ呼吸	105
クラッシュゼリー	97
車椅子座位	77
訓練意欲	66
訓練負荷	123

け

傾斜姿勢	84
軽度問題	47
頸部回旋	83
頸部前屈位	82
頸部聴診法	31
血管性認知症	150
検査食	34
幻視	149
健側傾斜姿勢	84
減退期	2
見当識障害	146

こ

構音障害	120
口蓋	9
口顔面失行	140
口腔	8
口腔アセスメント	50
口腔期（舌期）	17
口腔期障害	97
口腔ケア	58
口腔ケア用ウェットシート	59
口腔内環境	103
口腔粘膜の清拭	61
口腔保湿剤	59

口腔問題	46	食形態	97	前頸部徒手刺激	90
交互嚥下	89	食形態判定表	99	前口蓋弓	75
高次脳機能障害	139	食事姿勢	121	先行期	16
口唇	8, 10	食道	12	潜在学習	143
口唇・口角の保湿	60	食道期	20	前頭側頭型認知症	150
口唇・頬の訓練	67	食道の蠕動運動	20		
口唇傾向	151	食品調製	86	**そ**	
喉頭	12	食品の物性	93	造影剤	34
行動・心理症状	145	食物誤嚥	44	側屈位	84
喉頭蓋	12	食物粉砕	21	咀嚼	21
喉頭鏡	112	食塊形成	86, 96	咀嚼運動	131
行動障害	139	食塊残留	83	咀嚼訓練	71
喉頭侵入	38	食塊の送り込み	13		
抗パーキンソン病薬	134	歯列	9	**た**	
誤嚥	33, 63	心因的原因	3	第1期輸送	21
誤嚥性肺炎	50, 102	身体的機能低下	103	第2期輸送	22
誤嚥予防	125	心理的アプローチ	5	体幹角度調整	81
混合物	94	遂行機能障害	139	代償的アプローチ	5
		水分誤嚥	46	唾液下	59
さ				唾液誤嚥	44
細菌感染	102	**す**		唾液腺	10
左顔上回	132	スクリーニング検査	27	他動運動	66
嗄声	117	スポンジブラシ	61	単純頸引き位	83
サブスタンスP	50, 103	スライス型ゼリー			
サルコペニア	4	（丸飲み法）	88, 130	**ち**	
酸化マグネシウム	137			窒息	63, 109
酸素飽和度	34	**せ**		注意障害	139, 146
		生活リズムの改善	105	中咽頭	11
し		正常範囲	47	中核症状	145
弛緩性麻痺	115	声帯麻痺	98	直接訓練	81
ジスキネジア	134	聖隷式嚥下質問紙	24	治療的アプローチ	5
姿勢45度	128	咳反射	50		
失語	140	摂食・嚥下能力の		**つ・て・と**	
失行	139, 147	グレード	47	つばめ体操	153
失認	147	摂食嚥下障害臨床的		挺舌	70
質問紙	24	重症度分類	44	ティルトリクライニング	
自動運動	66	摂食嚥下リハビリテー		車椅子	77
歯磨剤	52	ション	5	盗食	147
習熟期	2	摂食状況のレベル	47	頭部屈曲位	83
準備期	17, 26	舌	9	動揺歯	52
準備期障害	97	舌ストレッチ	124	とろみ	95
上咽頭	11	舌苔	51		
小唾液腺	61	舌抵抗訓練	124	**な・に・の**	
常同行動	150	舌の訓練	69	内視鏡ファイバー	41

軟口蓋の訓練	73	ポジショニング	78	DSS（Dysphagia Severity Scale）	44
尿失禁	149	保湿	62	EAT-10（Eating Assessment Tool-10 日本語版）	26
認知症	144	捕食	21		
農林水産省 スマイルケア食	99	頬	8, 10	OAG（Eiler Oral Assessment Guide）	56, 105
喉のアイスマッサージ	75	ホワイトアウト	40		

ま・み・む・め・も

飲み込み	88	マギール鉗子	112
		丸飲み嚥下	16

は

歯	9	水飲みテスト	28
パーキンソン病	102, 134, 136, 149	むせ	127
背部叩打法	111	命令嚥下	16
ハイムリック法	112	免疫機能の低下	103
剥離状皮膜	50	模倣行動	151
パタカラ	138		
半側空間無視	139		

ゆ・よ

反復嚥下	90	ユニバーサル・チョークサイン	109
反復唾液嚥下テスト	27	ユニバーサルデザインフード	99

ひ・ふ

		横向き嚥下	83
一口量	86		
フードテスト	30		

り・れ

複数回嚥下	90	理解力・判断力の障害	147
ブクブクうがい	52	梨状陥凹	39
腹部突き上げ法	112	両側片麻痺	120
不随意運動	134	レッグサポート	78
付着性	94	レビー小体型認知症	148
フットレフト	78	レボドパ配合剤	137
ブラッシング	61		
フレイル	153		

ろ・わ

ブローイング	73	老年性嚥下障害	4
プロセスモデル	14, 21	ワレンベルク症候群	114

へ・ほ

欧文・数字

変形性	93		
便秘	149	BPSD	145
放射線被曝	43		

FT（Food test）	30
GLIM	155
ICF分類	5
K-point	72, 129
Kスプーン	72, 130
L-dopa	135
MWST（Modified water swallowing test）	29
OHAT-J（Oral Health Assessment Tool 日本語版）	54, 105
POTTスキルチェック	108
RSST（Repetitive saliva swallowing test）	27
SpO₂	91
SSK-O	99
UDF	99
VE（Videoendoscopic examination of swallowing）	40
VF（Videofluoroscopic examination of swallowing）	33
Water swallowing test（WST）	28
Wearing off現象	136
3期モデル	14
4期モデル	14
5期モデル	14
90度座位姿勢	122

ポケット・スタンダードシリーズ
摂食嚥下障害看護ポケット・スタンダード

2025年5月5日　第1版第1刷発行	編　集　日本摂食嚥下障害看護研究会
	発行者　鈴木　由佳子
	発行所　株式会社　照林社
	〒112-0002
	東京都文京区小石川2丁目3-23
	電　話　03-3815-4921（編集）
	03-5689-7377（営業）
	https://www.shorinsha.co.jp/
	印刷所　株式会社シナノ
	パブリッシングプレス

- 本書に掲載された著作物（記事・写真・イラスト等）の翻訳・複写・転載・データベースへの取り込み、および送信に関する許諾権は、照林社が保有します。
- 本書の無断複写は、著作権法上での例外を除き禁じられています。本書を複写される場合は、事前に許諾を受けてください。また、本書をスキャンしてPDF化するなどの電子化は、私的使用に限り著作権法上認められていますが、代行業者等の第三者による電子データ化および書籍化は、いかなる場合も認められていません。
- 万一、落丁・乱丁などの不良品がございましたら、「制作部」あてにお送りください。送料小社負担にて良品とお取り替えいたします（制作部 ☎0120-87-1174）。

検印省略（定価はカバーに表示してあります）
ISBN978-4-7965-2653-1
©日本摂食嚥下障害看護研究会/2025/Printed in Japan